急救与自救

主　编　闫　波

副主编　姜正伟　王连馥

编　者（按姓氏汉语拼音排序）

姜正伟　刘　挺　王连馥

闫　波　张海滨　朱风英

北京大学医学出版社

JIJIU YU ZIJIU

图书在版编目（CIP）数据

急救与自救/闫波主编. —北京：北京大学医学出版社，2013.1（2021.12 重印）

ISBN 978-7-5659-0453-0

Ⅰ. ①急… Ⅱ. ①闫… Ⅲ. ①急救—基本知识②自救互救—基本知识 Ⅳ. ①R459.7②X4

中国版本图书馆 CIP 数据核字（2012）第 215892 号

封面图片出于『（c）IMAGEMORE Co.，Ltd.』

急救与自救

主　　编：闫　波
出版发行：北京大学医学出版社
地　　址：（100191）北京市海淀区学院路 38 号　北京大学医学部院内
电　　话：发行部 010-82802230；图书邮购 010-82802495
网　　址：http://www.pumpress.com.cn
E - mail：booksale@bjmu.edu.cn
印　　刷：北京瑞达方舟印务有限公司
经　　销：新华书店
责任编辑：张彩虹　赵　欣　　责任校对：张　雨　　责任印制：罗德刚
开　　本：889 mm×1194 mm　1/32　　印张：7　　字数：107 千字
版　　次：2013 年 1 月第 1 版　2021 年 12 月第 7 次印刷
书　　号：ISBN 978-7-5659-0453-0
定　　价：16.00 元

本书由
北京大学医学科学出版基金
资助出版

前　言

当你或你身边的人突然发病或受伤时，你也许会感到茫然失措，那种急切求助的心情也许用任何语言都难以表达。如果你能具有一定的急救与自救常识和技能，就能在关键时刻派上用场，起到守护生命的作用。

在美国，为了及时挽救突发疾病患者的生命，政府要求每个成年人都学习并必须掌握心肺复苏的抢救技能。在德国，政府要求出租车司机必须在完成若干小时的急救知识培训后才能上岗。在我国，急救与自救知识已经在普及。

实际上，如果通过短时间的急救与自救知识的培训，掌握基本的急救与自救常识和技术，就可以避免一些不幸的发生。学会基本的急救与自救常识，有益于自身，有益于亲人，有益于社会。

在近四十多年的急诊与急救工作中，我们看到了太多的伤感与悲痛，看到了本不该有的结果，感触良多。怀抱着满腔的热情，担负着对大众、对社会的责任，本书编委会根据多年的急诊工作经验，结合人们的日常生活和常见的急危重症、急性中毒、损伤以及自然灾害等，编纂了急救与自救的常识和技术普及图书，希望能给大众带来帮助。

　　本书的目的是普及基本的急救与自救知识与技能，让更多的人学会急救，学会自救和救人。

闫　波

目　　录

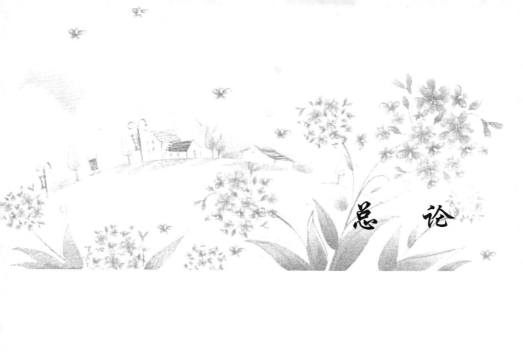

总　论

急救与自救的理念

急救与自救的目的是让目击者和患者自己在急诊医生到来之前做一些有益的治疗和处理，提高抢救成功率，减少致残率。

心脑血管病、意外事故严重危害人们的健康，急性中毒、地震、洪水等在日常生活中时有发生，需要人们掌握一定的急救与自救知识。

时间是急救非常重要的因素，脑组织在常温缺血、缺氧条件下只能耐受 4 分钟。在 10 分钟内对严重失血、窒息、气道梗阻进行正确救治，可以成功挽救 2/5 患者的生命。

流行病学调查显示：危重的多发伤、严重创伤性和（或）失血性休克患者的伤后"黄金一小时"内是抢救成功的关键，前 10 分钟又是决定性的时间。

任何灾害发生后，要在 10 分钟内得到政府、急救体系的救护是有一定困难的。在灾害频发的今天，提高大众的急救与自救意识和技术迫在眉睫。

建立以急救与自救为起点的社区急救

根据国家对社区的发展建议和国外先进的经验，建立"社区大众自救、互救—社区医院急救—中心医院急救"的三级体系。形成"全民大众—120急救网络—医院救治"的急救链才能形成一个完整的国家急救体系，才有可能形成以国家为整体的急救效能，以改进我国的社区急救水平，与国际接轨。

现代居民以社区为生活的中心，发病也一般在社区内。当患者处在紧急情况时，往往在第一时间自救、互救或被送往社区医院进行救治。在120或999急救人员未到达现场前，第一现场的救治是由居民自救、互救和社区医生完成的。社区居民的自救与互救能力就是决定患者预后的重要因素之一。

1. 社区大众自救、互救预案

（1）明确高危者：定期体检，每1～2年一次，有遗传病史者做常规筛查，明确是否存在出现心脏猝死、心脏病发作、脑卒中的风险。高风险行业做好意外伤病的紧急自救与互救预案，例如建筑行业要有坠落伤、贯通伤、断指/趾等紧急预案。

（2）识别先兆：警惕与识别心肌梗死、脑卒中、恶性心律失常、急性中毒等急性致死性疾病的早期表现，要掌握好生命体征的判断知识和技能。

（3）报警：在发现呼吸异常、意识异常、体位异常者后立即报警，而不是等待。报警包括大声呼救、电话呼叫120急救系统等。

（4）掌握现场急救与自救的知识和技术：包括正确判断生命体征并根据判断结果进行相应的急救处置、解除气道异物、心肺复苏、自动体外除颤（AED）、止血、畅通呼吸道、催吐、包扎、固定和防止搬运时再损伤的技能，是在专业医护人员到来之前的救命知识。

2. 社区大众自救、互救框架

（1）组织多层面的大众自救与互救宣传的培训，配备醒目的急救器械，设置社区内的自救与互救宣传栏，社区、企事业单位应该有组织地进行自救与互救培训。家中有心血管、脑血管、呼吸系统疾病等高危风险者，家庭成员应该参加培训，掌握自救与互救知识。在社区内建立以居委会为中心的急救组织：由退休医师、志愿者等组成，进行有组织的急救培训、急救演练（以社区、大楼、单元、家庭为单位的急救演练），提供健康教育、疾病筛查等服务。

（2）社区急救网络与 120 或 999 急救中心、医院的有机衔接：在以上急救网络中，如何使社区急救网络与 120 或 999 急救中心、医院有机衔接也是关系患者最终预后的重要一环。

3. 制定家庭和个人的急救计划　家中有 65 岁以上老年人，有冠心病、高血压、糖尿病、支气管哮喘、癫痫等病史者或有其他可能引发猝死的危险因素的患者，在平时应注意制定急救计划。

（1）报警：熟知急救报警电话和家庭医生的电话，让就近的可能帮上忙的人知晓患者发病。

（2）知道最近的能提供 24 小时急诊服务的大医院和社区医院的位置和交通路线。

（3）准备好急救箱：备好急救器材、急救药品等应急物品。

（4）做好应急预案，在疾病急性发作、危及生命时，做好自救与互救的救命之术，为 120 或 999 急救、院内急救赢得时间。

社区急救与自救体系建设

一、具体措施

与国外发达的急救网络体系比较，如何提高社区急救体系对心搏、呼吸停止抢救的成功率还有很长的路要走，需要采取多种手段、多种方法进行急救体系的建设。具体的措施有以下几点：

1. 需要政府政策的大力扶持。

2. 需要以社区、企事业单位为单元的急救体系网络化建设。

3. 需要加强社区医院的建设并且健全急救培训制度。

4. 推广大众急救培训。

5. 提高急救医护人员的技术水平，配备有效的急救器械等。

二、培训

除了社区急救网络的法律、法规建设及硬件的投入外，同时还要进行大众急救培训工作。

全国从事急诊急救工作的医务人员们有丰富

的急救经验，将是完成现阶段我国急救事业中社区急救教育培训的主力军，理由有如下几点：

1. 急诊科医务人员具备丰富的急救经验和能力储备：他们面临的各类灾害事件最多，经验最丰富，锻炼、积累了抢救的能力与知识。

2. 急诊科医务人员具备突发事件的心理应激储备：多年的磨炼使他们具有超过常人的心理负荷的能力。

3. 急诊科已经形成了急救教育培训的模式。这种面向大众的教育培训，对他们而言只是改变了授课对象和知识的难度。

三、准备工作

要完成这项光荣的任务，还需要从以下几个方面做好准备：

1. 加强急诊科硬件建设，使之达到信息化管理水平，不断完善基础设施建设，更新医疗设备，使其布局合理，配套功能齐全。

要完善院内急救指挥和调度系统，如成立急救指挥领导小组；建立和完善地面卫星定位跟踪系统、无线对讲系统、车载电话系统等。选派责任心强、思维敏捷、身体健康、急救经验丰富的医务人员充实到急诊第一线。建立起布局合理、设施良好、功能完备、技术精湛、指挥有力、调度协调、急救高效的新型急诊科。

2. 改善行业医疗机构之间的业务管理与协作关系，在突发事件发生后，可以统一指挥，共享资源信息，发挥整体力量。

3. 提高认识，转变观念，做好社区急救与自救教育培训。急诊专业人员还存在重视急救、忽视健康教育的现象；对于做好社区急救与自救教育培训工作，从预防的角度看，全民急救与自救水平的提高，可以提高急诊伤病患者抢救成功率，增强急诊专业人员的自豪感。所有医务人员都应看到，减少人民的疾苦才是医务工作者最高的理想。转变这个观念，做好培训的准备，才可以做好社区急救与自救教育培训这项工作，使大众受益。

急救箱（包）

准备好一个急救箱（包），是为了预防紧急情况的发生，要将急救箱（包）随身携带或放置在能轻易找到的地方，工作的时候也能知道急救箱（包）在什么位置。定期检查这些箱（包），保证手电筒的电池是正常的，过期物品及时更换。

推荐家庭用的急救箱（包）包含：

◆ 重要的电话号码（社区医生电话、最近的医院的急诊科电话、其他熟悉的医生的电话）、医生的建议的记录。

◆ 根据自己或家庭成员已有疾病需要长期服用的药物。例如家庭成员中有支气管哮喘、慢性阻塞性肺疾病、糖尿病、心律失常、心力衰竭等疾病史的，应备有相应的抢救药品。

◆ 体温计、血压计、听诊器、剪刀、镊子、手电筒，糖尿病患者最好配备快速血糖检测仪。

◆ 无菌纱布、绷带、可粘的胶布、呼吸面罩、瞬时冷冻敷料、纱布垫（10 cm×10 cm）、2个三角巾绷带、止血带。

◆ 常备药物：抗生素软膏、氢化可的松软膏、阿司匹林、硝酸甘油、硝苯地平（心痛定）、对乙酰氨基酚、蒙脱石散（思密达）、生理盐水等。

◆ 急救指导手册1本。

💡 急救与自救的自我保护原则

抢救中需要遵循的自我保护原则是非常重要的。在不同的场合中，自我保护的内容和方法是不同的。

1. 在公路上，要防止再次车祸导致伤亡。这样的例子很多，由于专心于抢救患者，援助者被后面的汽车撞死。

2. 发现有落水者，如果没有能力抢救落水者，不要贸然下水。如果下水，一定要做好防护措施。

3. 发现现场有电线时，用绝缘物品把电线移开，防止触电。

4. 如果要去井下、深坑、储藏窖等抢救他人时，要防止气体中毒。因为已有施救人员下井作业导致气体中毒死亡的悲剧发生的先例，所以没有防护措施不要施救，要及时报警。

5. 虽然院前感染疾病的风险不会高于院内，但是抢救时可能要接触患者的体液如血液，应如何处理和选择？应避免接触血液和体液，而且不影响抢救效果。

6. 不成功的心肺复苏者可能存在严重的长时间神经精神症状：悲伤反应、充满压力常常使他们感觉疲劳和情绪不稳定，导致慢性焦虑、压抑、崩溃。为了让心肺复苏者克服这些感觉和悲伤，"危急事件报告"制度是有益的。"危急事件报告"在每次心肺复苏之后都要进行。

其间要讨论他们的想法、感觉和操作过程。理想的是每个心肺复苏小组成员要发表"危急事件报告"。详细分析做了些什么、为什么会发生，讨论哪些事情做对了、哪些事情做错了。"危急事件报告"也是一个学习和提高以改进下一次急救的有益机会。有条件者可与急诊医务人员咨询交流以得到合理化建议。

生命体征的检查与判断

人的生命体征有意识状态、呼吸、心搏、血压和体温。紧急时刻，要检查前三项。如果患者病情和条件允许，可再检查其他项目。

1. 判断意识　意识分类：

（1）嗜睡：嗜睡是意识障碍的早期表现。患者表现为睡眠时间过度延长，但能被叫醒，醒后可勉强配合检查及回答简单的问题，停止刺激后患者又继续入睡。

（2）昏睡：昏睡是一种比嗜睡程度较重的意识障碍。患者处于沉睡状态，正常的外界刺激不能使其觉醒，须经高声呼唤或其他强烈刺激方可唤醒，对言语的反应能力尚未完全丧失，可作含糊简单而不完全的答话，停止刺激后又很快入睡。

（3）昏迷：昏迷是一种最为严重的意识障碍。患者意识完全丧失，各种强刺激不能使其觉醒，无有目的的自主活动，不能自发睁眼。

（4）意识模糊：意识模糊的程度比嗜睡深，是一种以意识内容改变为主的意识障碍，表现为注意力减退，情感反应淡漠，定向障碍，活动减少，语言缺乏连贯性，对周围环境的理解和判断低于正常水平，可有错觉、幻觉、躁动、精神错乱等。

（5）谵妄：是以兴奋性增高为主的意识模糊，伴有知觉障碍，表现为定向力丧失、感觉错乱、躁动。

看到患者卧躺在地上，要首先检查患者是否有意识存在。患者对声音刺激、触觉刺激、痛觉刺激等外界刺激无反应，表示患者已意识不清或丧失。检查可采用以下三个办法序贯进行。

（1）声音与触觉刺激：分别贴近患者两耳大声呼喊"喂，你怎么了"。强调贴近耳朵是考虑到如果患者睡得很沉或者耳聋者亦可被唤醒。双手同时拍打患者双肩（而不是脸部、胸部、四肢等，要避免可能损伤的部位）。拍打和呼喊（图1）同时进行。

（2）痛觉刺激：用力捏患者的胸大肌、虎口穴，压人中穴（而不是掐）。

通过以上方法，若确定患者没有意识，就要赶快高声呼救"快来人啊，有人病了，快拨打急救电话"，请别人帮忙呼叫救护车，寻求后续支持。判断患者意识的过程要在 5 秒内完成，以免延误救治时间。保护好患者头部的同时，将患者翻成仰卧姿势，放在硬实、平整的平面上，以便下一步的检查和救治。

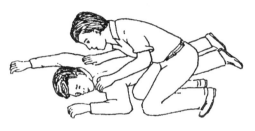

图 1　拍打、呼喊

关键点：患者呼之不醒，就应该呼叫 120 或 999；如果患者被叫醒，通过其他判断认定伤病严重，仍然要呼叫 120 或 999。

2. 判断呼吸　这是在意识判断的基础上对生命体征的进一步判断。正常人每分钟呼吸 12～18 次，呼吸频率变化、呼吸变浅、节律不规则、呼吸停止均为不正常，其中呼吸停止或呈叹气样呼吸均为濒死状态，均需施行心肺复苏。判断呼吸前应使患者水平仰卧，解开颈部纽扣，打开气道。打开气道常用的方法有仰头举颏法和托下颌法。

（1）仰头举颏法：施救者位于患者一侧，一手置于患者前额，向后加压使头后仰，另一只手（除拇指外）的手指置于下颏外之下颌骨上，将颏部上举，使下颌角与耳垂连线垂直于地面（90°），打开气道。注意勿压迫颏下软组织，以免压迫气道（图2）。

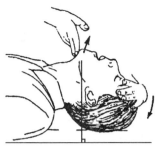

图2　仰头举颏法与开放气道的要求

（2）托下颌法：施救者位于患者头侧，两肘置于患者背部同一水平面上，用双手抓住患者两侧下颌角向上牵拉，使下颏向前，同时两拇指可将下唇下拉，使口腔气道通畅（图3）。要同时查看是否有口腔异物，若有则用手指快速掏出。如有松动假牙应取下。

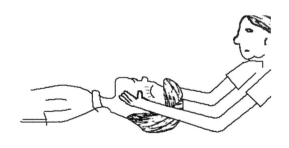

图3　托下颌法

判断呼吸包括：①看胸部有无起伏；②听

患者口鼻部有无气流声音；③检查者耳部汗毛有无风吹拂的感觉。

关键点：掌握开放气道的方法，使下颌角和耳垂连线与地面垂直（图2）。

3. 判断心搏、血压　正常人每分钟心搏为60～100次；严重创伤（如大出血）出现休克时，心搏快于100次/分，脉弱，脉搏细而速；死亡则心搏停止。检查心脏是否搏动，最简易、最可靠的检查部位是桡动脉和颈动脉。查颈动脉时，抢救者用2～3个手指放在患者平喉结气管与颈部肌肉间（喉结水平）轻轻按压，时间不多于10秒，注意不能同时按压双侧，否则会引起患者死亡（图4）；查桡动脉时，在腕部横纹桡侧按压（在拇指一侧轻轻按压）。

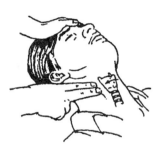

图4　检查颈动脉

脉搏小于30次/分或摸不到脉搏搏动应视同无搏动。如果脉搏在合适的范围内，再进一步通过感受脉搏的强度来估计血压值：可以摸到颈动脉代表血压（高压）不低于40 mmHg；摸到肱动脉、股动脉代表高压不低于60 mmHg；摸到桡动脉代表高压不低于70 mmHg；摸到足背动脉代表高压不低于 90 mmHg。

对于非专业人员，要判断颈动脉有无搏动确有难度，需要反复实践，但在其他部位均可以完成。

关键点：

1. 最新版《2010 国际心肺复苏指南》建议，对非专业人员，只要没有意识和呼吸就可以视为没有心搏，直接开始进行心肺复苏。

2. 触摸动脉及判断心搏，要掌握多部位动脉的搏动点。既判断心搏是否存在，也判断血压的范围，还可以压迫该部位止住远端出血。

3. 要求掌握的 3 处动脉搏动点：桡动脉（手腕拇指侧）、股动脉（大腿根部，腹股沟中点）和足背动脉（足背最高处）。

另外，瞳孔也是判断生命状态的一个根据。正常时两眼瞳孔等大、等圆，遇光则迅速缩小，危重患者两眼瞳孔不等大、不等圆，或缩小或扩大或偏斜，对光刺激无反应。呼吸停止、心搏停止、双侧瞳孔固定散大是死亡的三大特征。出现尸斑则为不可逆的死亡。

说明：在紧张忙乱的现场救治时，我们的动作难免会走形，因此要牢记心肺复苏的基本内容，使这些内容变成我们的一种本能。

（闫波　王连馥）

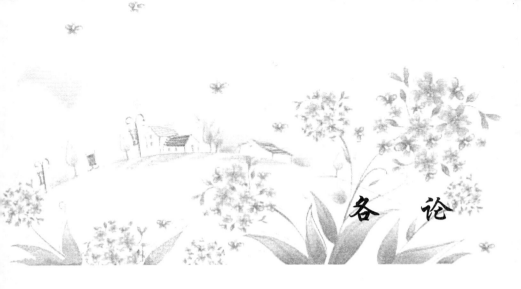

各　论

徒手心肺复苏术

徒手心肺复苏术——救命之术！

人的生命是宝贵的，所以，我们要珍惜生命；人的生命是顽强的，只要及时、有效地抢救，一部分心搏、呼吸停止的患者是能抢救过来的。只要我们能早期识别心搏、呼吸停止，尽早实施心肺复苏术，就有成功抢救患者的可能。

患者心搏、呼吸突然停止时是会有表现的：①意识突然丧失伴呼吸停止或只有微弱的叹气样呼吸。②如不明确，也可用脉搏等指标判断。无脉搏伴面色苍白或发绀及瞳孔散大，证明心搏、呼吸已经停止。一般作综合性判断，但因急救时间宝贵，可先判断意识和呼吸，不要浪费很多时间去验证瞳孔是否散大，如果意识丧失伴呼吸停止，就应立即作心肺复苏。

1. 判定患者有无意识——叫一叫　轻轻摇动患者肩部，并大声问"你怎么了"。认识的人，可直接呼喊其姓名；若无反应，立即用指甲按压人中穴、合谷穴约5秒。注意：按压时间不能超过 10 秒！如果患者出现眼球活动、四肢活动或明确表示出疼痛感，应立即停止按压穴位，证明患者没有死亡；如果患者没有任何反应，证明患者已进入临床死亡期，必须立即开始心肺复苏。

2. 判定患者有无呼吸　《2010 国际心肺复苏指南》摒弃"看、听和感觉呼吸"等步骤，只要患者无正常呼吸（无呼吸或仅有叹气）加上无反应，即可作心肺复苏。如确需检查呼吸情况，可用耳贴近患者口鼻，头面向患者胸部，耳听患者呼吸道有无气流声；面部感觉口鼻有无气流排出；眼睛观察患者胸部有无起伏。观察 5 秒，无呼吸者立即进行心肺复苏。

3. 急救方法——现场徒手心肺复苏术《2010 国际心肺复苏指南》规定：心肺复苏程序由 ABC 变更为 CAB。A 是畅通呼吸道；B 是人工呼吸；C 是人工循环（胸外心脏按压）。但对于窒息（如溺水）引起的呼吸、心搏停止，复苏程序仍是 ABC。

（1）呼救：一旦确定患者意识丧失伴呼吸停止，应立即呼救，叫来的人除协助心肺复苏外，还应协助拨打 120 或 999 或叫更多的人来帮助。

（2）急救体位：呼救的同时要小心地转动患者的体位，尽量确保患者全身各部位成为一个整体（不要先转动下身再转上身或先转动上身再转下身；同时注意保护颈部及有外伤的部位，可一手托住颈部，另一手扶着肩部平稳转动），使之呈仰卧位，使患者躺在平整而坚实的地面或木板上。解开患者的上衣，暴露急救所需的按压部位。

（3）人工循环——胸外心脏按压（C）：立即进行胸外心脏按压。按压部位：胸骨正中线中下1/3 交界处，相当于男性患者双乳头连线的正中线。双手掌重叠，用掌根按在按压处，双臂绷直，用双肩的力量垂直向下按压。按压要平稳、有规律、不间断地进行，按压时不要冲击式猛压。下压后上抬放松时掌根要一直紧贴患者胸壁，按压固定手的掌根不要离开胸壁的按压定位点。下压与上抬放松的时间大致相等，按压频率为至少100 次/分，按压深度为成人至少 5 cm。每按压 30次，需作 2 次人工呼吸。

（4）畅通呼吸道（A）：人工呼吸前一定要畅通呼吸道，抢救者位于患者右侧，把患者口里的假牙、污物掏出，左手按压患者的额部，右手抬起患者的下颏（仰头举颏法）。

（5）人工呼吸——口对口人工吹气（B）：抢救者左手捏紧患者的鼻子，吸一口气，抢救者的嘴贴紧患者的嘴（抢救者的嘴要把患者的嘴包住），用力吹气直至患者胸部抬起，连续吹 2 次。每次吹气完毕，放开患者的口鼻，使气体从患者的口鼻中排出，然后继续做胸外心脏按压。

一、判断意识和畅通呼吸道（A）

（一）判定患者有无意识

【方法】

1. 轻轻摇动患者肩部，高声喊叫"喂，你怎么啦"（图 1）。如认识，可直接呼喊其姓名。

2. 若无反应，立即用手指甲按压人中穴、合谷穴约 5 秒。

注意要点：

1. 按压时间应在 10 秒以内，不可太长！患者出现眼球活动、四肢活动或感觉疼痛后立即停止按压穴位。

2. 摇动肩部，不可用力过重，以防加重骨折等损伤。

（二）呼救

一旦初步确定患者无意识，应立即招呼周围的人前来协助抢救。

【方法】 大叫"来人哪，救命啊"。（图 5）

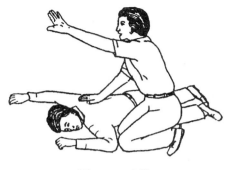

图 5　呼救

注意要点：一定要呼叫其他人来帮忙，因为一个人作心肺复苏术不可能坚持较长时间，而且劳累后动作不准确，影响复苏效果。叫来的人除协助心肺复苏术外，还应立即拨打 120 或 999 专线电话或救护站的呼救电话，或呼叫更多的人前来帮助。

（三）将患者放置于适当体位

正确的抢救体位是仰卧位。患者头、颈、躯干应躺平、摆直、无扭曲，双手放在躯干两侧。

【方法】　如患者摔倒时面部向下，应在呼救的同时小心转动患者，转动中要确保患者全身各部分成为一个整体。千万不能只拉两臂先转上半身，再转下半身；也不能只拉两腿先转下半身，再转上半身。尤其要注意保护颈部，可以一手托住颈部，另一手扶着肩部，使患者平稳地转动至仰卧位（图 6），躺在平整而坚实的地面或床板上，也可将两下肢抬高 20°～30°。

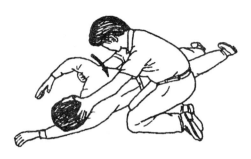

图 6　放至仰卧位

注意要点：

1. 抢救者跪于患者身旁，先将患者手臂举过头，拉直双腿，再将整个身体翻转。

2. 注意保护颈部。

3. 最好能解开患者上衣，暴露胸部，或仅留内衣。

（四）畅通呼吸道

【方法】　仰头举颏（或仰头举颌）：一手置于前额使头部后仰，另一手的示指（食指）与中指置于下颌骨近下颏处或下颌角处，抬起下颏（颌）（图 2）。

注意要点：

1. 手指不要压迫患者颈前部、颏下组织，以防压迫气道。

2. 不要使颈部过度伸展。

（五）判断呼吸

在畅通呼吸道之后，可以用下述方法明确判断呼吸是否存在。

【方法】　维持气道开放位置，用耳贴近患者口鼻，头部侧向患者胸部。

注意要点：

1. 保持气道处于开放位置。

2. 观察 5 秒左右。

3. 有呼吸者，注意气道是否通畅。

4. 无呼吸者，立即进行胸外心脏按压。

5. 有部分患者因呼吸道不通畅而发生窒息，以致心搏停止。往往在畅通呼吸道后，呼吸恢复，而心搏亦恢复。

二、人工呼吸（B）

（一）口对口人工呼吸

在判断患者无意识、无呼吸后，即应胸外心脏按压 30 次后畅通呼吸道，再作口对口人工呼吸 2 次。

【方法】

1. 在保持呼吸道畅通和患者口部张开的位置下进行。

2. 用按于前额的手的拇指与示指，捏闭患者的鼻孔（捏紧鼻翼下端）。

3. 首先吹气两次，以扩张萎陷的肺，并检验开放气道的效果，每次吹气要快，持续 1 秒。抢救者吸一口气后，张开口贴紧患者的嘴（要把患者的口部完全包住）。用力向患者口内吹气（吹气要求快而深），直至患者胸部上抬。

4. 一次吹气完毕后，应立即与患者口部脱离，稍稍抬起头部，目视患者胸部，吸入新鲜空气，以便作下一次人工呼吸。同时放松捏鼻的手，以便患者从鼻孔呼气，此时患者胸部向下塌陷，并有气流从口鼻排出（图 7）。

5. 每次吹入气量为 500～600 ml，以见到患者胸部抬起为宜。

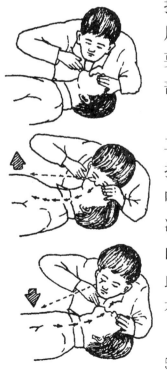

图 7　口对口人工呼吸

注意要点：

1. 口对口人工呼吸前可先垫上一层薄的织物。

2. 每次吹气量不要过大，否则可造成胃胀气。

3. 吹气时暂停按压胸部，但应尽可能减少中断胸外心脏按压的时间。

4. 儿童吹气量需视年龄不同而异，以胸廓上抬为准。

5. 心肺复苏（CPR）时，每按压胸部 30 次后，吹气 2 次，即二者频率比为 30：2。

6. 有脉搏无呼吸者，每 5～6 秒吹气一次，也就是每分钟吹气 10～12 次。

（二）口对鼻人工呼吸

当患者牙关紧闭不能张口、口腔有严重损伤时可改用口对鼻人工呼吸。

【方法】

1. 开放患者气道。

2. 使患者口部紧闭。

3. 深吸气后，用力向患者鼻孔吹气。

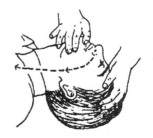

4. 呼气时，使患者口部张开，以利于气体排出。

5. 观察及其他注意点

图 8　口对鼻人工呼吸

同口对口人工呼吸（图8）。

三、建立人工循环（C）

建立人工循环是指用人工的方法促使血液在血管内流动，并使人工呼吸后带有新鲜空气的血液从肺部血管流向心脏，再流经动脉，供给全身主要脏器，以维持重要脏器的功能。

（一）判断患者有无脉搏

患者心搏停止后，脉搏亦即消失。颈动脉位置靠近心脏，容易反映心搏的情况。此外，颈部暴露，便于迅速触摸，易于学会及牢记。

通过触摸确定有无颈动脉搏动费时，且对非医护人员而言并不可靠，故只要患者意识丧失，呼吸停止，即可进行胸外心脏按压。

对于医护人员，判断患者有无脉搏可用下述方法。

【方法】

1. 在气道开放的位置下进行。

2. 一手置于患者前额，使头部保持后仰，另一手在靠近抢救者一侧触摸颈动脉。

3. 可用示指及中指指尖先触及气管正中部位，男性可先触及喉结，然后向旁滑移 2～3 cm，在气管旁软组织深处轻轻触摸颈动脉搏动

（图 4）。

注意要点：

1. 触摸颈动脉不能用力过大，以免颈动脉受压，妨碍头部血供。不应在正常人体练习触摸颈动脉。

2. 检查时间不要超过 10 秒。

3. 未触及搏动表明心搏已停止，注意避免触觉错误（可能将自己手指的搏动感觉为患者的脉搏）。

4. 应综合判断，如无意识，再加上触摸不到脉搏，即可判定心搏已经停止。

（二）胸外心脏按压

建立人工循环的方法有两种：①胸外心脏按压；②开胸心脏按压。在现场急救中，主要应用前一种方法。

【方法】

1. 按压胸骨下 1/3 处。

2. 患者应仰卧于硬床板或地上。

3. 快速确定按压部位：两乳头连线与胸骨交叉处。将一手掌根部置于按压点，另一手掌根部重叠放于前者之上，使手指向上方跷起，也可采用两手手指交叉抬起法（图 9）。

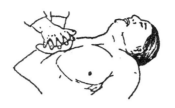

图9　胸外心脏按压时两手手指交叉抬起

4. 抢救者双臂应绷直（图10），双肩在患者胸骨上方正中，垂直向下用力按压，按压时利用髋关节作支点，以肩、臂部力量向下按压。

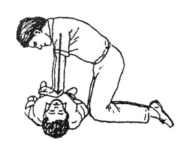

图10　抢救者双臂绷直

5. 按压用力方式

（1）按压应平稳、有规律地进行，不能间断。

（2）不能冲击式地猛压；下压及向上放松的时间应大致相等。

（3）垂直用力向下，不要左右摆动。

（4）放松时定位的手掌根部不要离开胸骨

定位点，但应尽量放松，务必使胸骨不受任何压力。

6. 按压频率至少为 100 次/分。

7. 按压深度成人至少为 5 cm。

8. 判断按压是否有效：如有两名抢救者，则一人按压有效时，另一人应能触及患者颈动脉或股动脉搏动。

胸外心脏按压的常见错误：

1. 按压时除掌根贴在胸壁上，手指和掌心若也压在胸壁上则容易引起肋骨或肋软骨骨折。

2. 按压定位不正确，向下错位易使剑突受压折断而致肝破裂。向两侧错位易致肋骨或肋软骨骨折，导致气胸、血胸。

3. 抢救者按压时肘部弯曲，因而用力不垂直，按压力量减弱，按压深度达不到 5 cm（图 11）。

4. 冲击式按压、猛压效果差，且易导致胸骨和肋骨骨折。

5. 放松时抬手离开胸骨定位点，造成下次按压部位错误和不良冲击力，导致骨折。

6. 放松时未能使胸部充分回弹，胸部仍承受压力，使血液难以回到心脏。

7. 按压速度不自主地加快或减慢，会影响按压的效果。

8. 两手掌不是重叠放置，而呈交叉放置（图 12）。

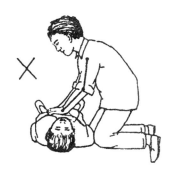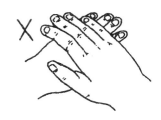

图 11　按压时肘部弯曲　图 12　两手掌交叉放置
　　　　（常见错误之一）　　　　　（常见错误之二）

四、徒手心肺复苏术的步骤

熟练地完成一系列心肺复苏术的操作的具体过程为：

1. 首先判断昏倒的人有无意识。

2. 如无反应，立即呼救，大叫"来人啊，救命啊"，并叫人立即拨打 120 或 999。

3. 迅速将患者放置于仰卧位，并放在地上或硬板上。

4. 开放气道（仰头举颌或举颏）。

5. 判定患者有无呼吸。

6. 如无呼吸，立即在正确定位下做胸外心脏按压。

7. 每做 30 次胸外心脏按压，需做 2 次人工呼吸，如此反复进行，直到协助抢救者赶来，或专业医务人员赶到。

8. 如用救护车运送患者，应持续作心肺复苏，中断时间不得超过 5 秒。

（闫波　姜正伟）

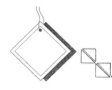

食物和异物卡喉窒息的急救手法

　　进食时因食物和异物卡喉窒息的患者，不能说话、不能呼吸，这时需要紧急帮助，但是不要去叩击患者的背部，这将使情况恶化，最好的办法是立即采用海姆利希手法（Heimlich 手法）。

　　患者被食物和异物卡喉后，将会用一只手放到喉部，这就是所谓的 Heimlich 征象（图13）。此时可以询问患者"你卡着了吗"，如患者点头表示"是的"，即应立即施行 Heimlich 手法抢救。但如无这一征象，则应观察以下征象：①患者是否不能说话或呼吸；②面、唇是否青紫；③是否失去知觉。

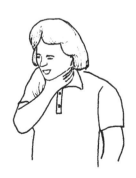

图 13　Heimlich 征象

一、应用于成人

用以下 4 个步骤，可安全而迅速地解除食物和异物卡喉引起的呼吸道阻塞：

1. 抢救者站在患者的背后，用两手臂环绕患者的腰部（图 14）。

2. 一手握拳，将拳头的拇指一侧放在患者胸廓下和脐上的腹部。

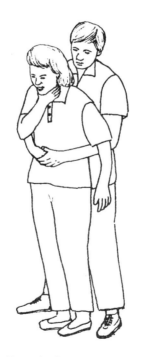

图 14　抢救者从患者背后用两手臂环绕患者腰部

　　3. 用另一只手抓住你的拳头（图 15），快速向上重重压迫患者的腹部，但不能用拳击和挤压，不要挤压胸廓，冲击力限于手上，不能用双臂加压。记住这句话："患者的生命在你的手上"！

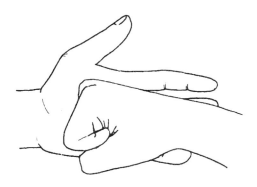

图 15　一手握拳，另一只手抓住拳头

　　4. 重复之，直到异物排出。

二、应用于婴幼儿

　　使患儿平卧、面向上，躺在坚硬的地面或床板上，抢救者跪下或立在其足侧（图 16）；或抢救者取坐位，并使患儿骑坐在其两大腿上，背朝抢救者。将两手的中指和示指放在患儿胸廓下和脐上的腹部，快速向上重击压迫（图 17），但要很轻柔。重复之，直到异物排出。

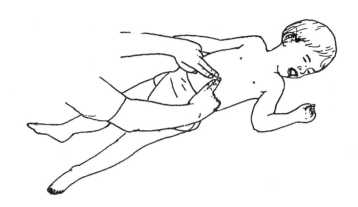

图 16　婴幼儿仰面平卧，抢救者在其足侧施救

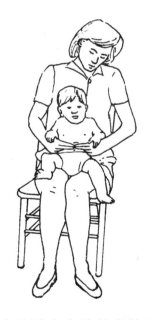

图 17　患儿骑坐在抢救者的两大腿上

三、应用于无意识的患者

使患者仰平卧下，抢救者面对患者，骑跨在患者的髋部，用抢救者的一只手置于另一只手上，将下面一只手的掌根放在胸廓下和脐上的腹部。用身体的重量，快速向上冲击压迫患者的腹部（图18）。重复之，直至异物排出。

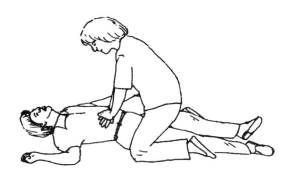

图18 患者仰平卧下，抢救者骑跨在患者的髋部

四、应用于溺水患者

现在，Heimlich 手法还能应用于其他一些情况，如抢救溺水患者。

众所周知，在将吸入气道的水排出以前，溺水患者不能吸入空气进至肺部。可用下列两种方法帮助患者排出吸入气道的水：

1. 使患者站立在浅水池中，水的浮力可减轻患者的体重。

（1）抢救者站在患者背后，并将其手臂环绕于患者的腰部。

（2）一手握拳，将拳的拇指侧放在胸廓下和脐上的腹部。

（3）用另一只手抓住拳头，用快速向上的冲力压迫患者的腹部。

（4）重复之，直至不再有水从患者口中排出。

2．患者平躺在地。

（1）使患者仰平卧下，将其面部转向一侧，使水可以从口中排出。

（2）抢救者面对患者，骑跨在患者的髋部。

（3）将一只手放在另一只手的手背上，将下面一只手的掌根部放在患者胸廓下和脐上的腹部。

（4）以抢救者的体重用快速向上的冲力压迫患者的腹部。

（5）重复之，直至不再有水从患者口中排出。

五、自救

可采用上述用于成人的 4 个步骤中的第 2、3、4 步骤；或稍稍弯下腰去，靠在固定的水平物体上（如桌子边缘、椅背、扶手栏杆等），对着边缘压迫上腹部（图 19），快速向上冲击，重复之，直至异

物排出。当异物卡喉时，切勿离开有其他人在场的
房间，可用手势表示 Heimlich 征象，以求救助。

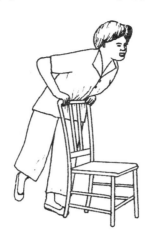

图 19　患者将腹部压在椅背上

六、食物和异物卡喉窒息的预防

当然，重要的还在于预防进食时食物和异物卡
喉，应注意以下几点：①将食物切成细块。②充分
咀嚼。③口中含有食物时，应避免大笑、讲话、行
走和跑步。④不允许儿童将小的玩具放入口中。不
给儿童进食花生米、果冻等易引起卡喉的食物。⑤
服用大粒中药丸时，应将其分割成小粒。

有下列情况者，进食时应格外注意：①有
假牙者；②饮酒后进食者。

（闫波　姜正伟）

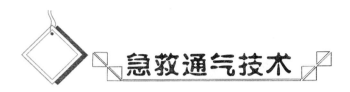

急救通气技术

通气是为了保持呼吸道通畅，避免出现窒息死亡。意外创伤和急危重病患者当出现呼吸困难或呼吸停止时，应在现场争分夺秒地进行抢救，排除呼吸道阻塞，开放气道，并进行人工呼吸。

1. 通气障碍的初期表现　患者不能讲话，呈吸气样呼吸困难，有明显的"三凹"体征（胸骨上切迹、锁骨上窝和肋间隙随吸气动作向内凹陷）、发绀直至呼吸停止而死亡。

2. 通气方法　在发现有严重创伤、昏迷、异物阻塞等可能造成窒息的患者时，首先把患者放在远离有害气体、通风良好的地方，检查口、鼻气道有无阻塞，如呕吐物、血块、异物、假牙、舌后坠等，松开患者的衣领。

（1）开放气道：为解除舌后坠所造成的呼吸道阻塞，可将患者取仰卧位，双肩略垫高，头后仰，下颌角与耳垂连线尽量与地面平行。

对昏迷而有呼吸者，可采用稳定侧卧位法

来保持通气。先使患者仰卧，然后将靠近抢救者一侧的腿弯曲，其同侧手臂置于其臀部下方，轻柔缓慢地将患者转向抢救者，使患者头后仰，位于上方的手置于脸颊下方以维持头部后仰及防止脸朝下，下方的手臂置于背后以防止患者向后翻转（图 20）。

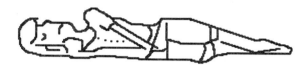

图 20　稳定侧卧位法

仰头举颏法：一手置于患者前额向下用力，使头后仰，一手置于颈后向上用力，通过一上一下用力配合，使头后仰，口微张；也可用一手置于患者前额，另一手的示指与中指放在下颏处。

拉颌法：抬起下颏，使头后仰，达到拉直呼吸道、保持通气的目的。

若估计颈部有损伤，则应避免患者头部过分后仰，也不能左右转动。

（2）清理气道：先使患者头仰起，一手用拇指、示指拉出舌头，另一手示指伸入口腔和咽部，迅速将异物抠出；若患者牙关闭合，可使用硬物撬开牙关，并在一侧放入硬物充当牙垫，可用两示指从患者口角处插入口腔内以清理气道。若患者有呕吐，应将头部偏向一侧，防止呕吐物误吸入肺，引起窒息和其他并发症（图21）。

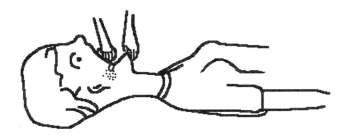

图 21　清理气道

（3）口咽通气管的应用：昏迷患者的舌后坠堵塞咽喉部，可以用手把下颌骨托向前，将舌牵出，使咽喉部通畅，然后用口咽通气管来维持（图22）。

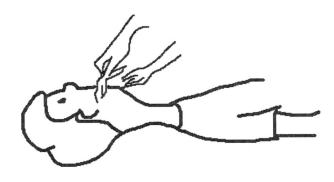

图 22　托颌牵舌法

（王连馥　闫波）

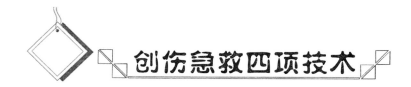

创伤急救四项技术

创伤患者常因失血和疼痛而休克甚至危及生命。创伤是当今人类四大死因之一。因此，正确、及时地进行急救与自救是降低死亡率和致残率的根本所在。

止 血

出血在外伤中很常见，是早期死亡的主要原因。血液是维持生命的重要物质保障，被誉为"生命之河"。成人的血液约占自身体重的 8%。失血量达血液总量的 20% 就会出现明显的休克症状；当失血量达 40% 时，就危及生命。因此及时、正确、有效地进行止血是非常重要的。

一、出血特点

1. 动脉出血　血色鲜红。血液由伤口呈喷射状流出，短时间内造成大量血液流失，危险性最大。

2. 静脉出血　血色暗红，血液不断地从伤口流出。

3. 毛细血管出血　血液从创面缓缓渗出。这种出血危险性不大。

出血可分为内出血和外出血两类：

1. 内出血是外伤后胸、腹腔内脏和（或）血管破裂出血，血液积聚在体腔内，从体表看不见血液。

2. 外出血是血液自体表伤口流出，多为锐器伤所致，可以从体表看见出血的情况。

二、出血的表现

不论内出血还是外出血，如不及时救治，当失血量达到血液总量的 20% 以上时，就会出现低血容量性休克，表现为脸色苍白、口唇青紫、出冷汗、四肢发凉、烦躁不安或表情淡漠、反应迟钝、呼吸急促、心慌气短、脉搏细弱或触摸不到、血压下降或测不到等。

三、止血方法

1. 指压止血　对动脉出血尤其是小动脉出血，用手指在伤口近侧端（近心端）用力将动脉血管压迫在骨骼上以达到止血目的。指压止血是一种迅速、有效的临时止血方法。

（1）头顶及颞部出血压迫颞浅动脉止血（图23）：用拇指或示指在耳屏前稍下方正对下颌关节处用力压迫。

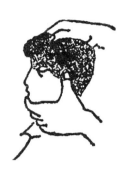

图 23　颞浅动脉压迫法

（2）腮部及颜面部出血压迫面动脉止血（图24）：用拇指或示指在下颌角骨骼凹陷处压迫面动脉。

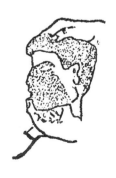

图 24　面动脉压迫法

（3）头、颈部大出血压迫颈总动脉止血（图 25）：用拇指或其余四指在气管外侧（与甲状软骨相平）胸锁乳突肌前侧将伤侧颈总动脉压于颈椎横突上。注意不要同时压迫两侧颈总动脉。应谨慎使用，因为可引起脑部缺血。

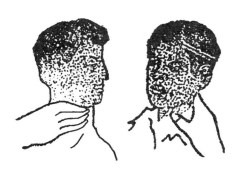

图 25　颈总动脉压迫法

（4）上肢出血压迫肱动脉止血（图 26）：将上肢抬高，外展外旋，用拇指或其余四指在上臂肱二头肌内侧沟处，用力将肱动脉压迫于肱骨上。

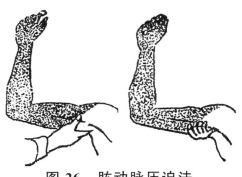

图 26　肱动脉压迫法

（5）下肢出血压迫股动脉止血（图 27）：在腹股沟中点稍下方大腿根部可触摸到一强大的搏动点，即股动脉，用双手拇指重叠施以重压可压迫止血。

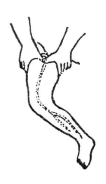

图 27　股动脉压迫法

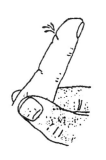

图 28　指动脉压迫法

（6）手指出血压迫指动脉止血（图 28）：将伤指抬高，用示指和拇指分别压迫伤指的指根两侧。

指压止血时应准确压迫动脉，压迫力度要适中，压迫 10～15 分钟。

2. 加压包扎止血　对于小血管出血或毛细血管出血可采用加压包扎止血（图 29）。

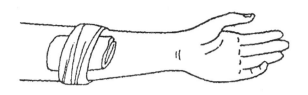

图 29　加压包扎止血法

在出血处先用消毒纱布覆盖，再用绷带加压包扎起来，即可达到止血目的。

注意事项：纱布厚度要足够，覆盖面积要超过伤口，用绷带加压包扎。

3. 止血带止血　　对于四肢的大动脉出血，一般方法不能止血时可用止血带止血。

（1）橡皮止血带止血：有市售的专用橡皮止血带，也可用胶带剪成条使用。先在伤口近侧端用纱布、毛巾或患者的衣服等垫好，然后缚紧橡皮止血带止血（图 30）。

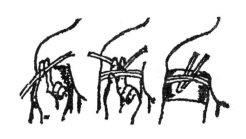

图 30　橡皮止血带止血法

（2）就近材料绞紧止血 如手边没有橡皮止血带，可使用身旁一些材料代替，如将三角巾、绷带、手绢、布条等折叠成条状缠绕在伤口上方，缠绕部位也应用衬垫垫好，用木棍等通过并旋转，绞扎加紧（图 31）。

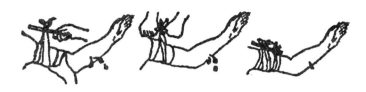

图 31 绞紧止血法

注意事项：止血带使用不当可造成严重的并发症，如肢体因缺血而坏死，造成肢体残疾。使用时应注意以下几点：

● 止血带下必须有三角巾、毛巾、衣服等衬垫，不能直接缠在肢体上。

● 止血带的松紧度以达到出血停止、摸不到远端脉搏为合适。

● 止血带应扎在伤口的近端（近心端），靠近伤口处。上臂出血，止血带应在上臂的上 1/3 处，下肢出血应扎在大腿中部。

● 止血带使用时间应控制在 50 分钟以内，如需较长时间使用应每隔 40～50 分钟松止血带 1～2 分钟，以暂时恢复血液循环，防止远端肢体缺血坏死。

● 如肢体伤势严重，已不能保留，止血带不必松解，直到手术截肢。如止血带放松后仍有大出血并加重休克，则不应松止血带，先保存生命，后保全肢体。

● 扎止血带后，在患者明显部位作标记，注明扎止血带的时间。

● 严禁用电线、铁丝、绳索等代替止血带。

● 扎止血带的部位不应距出血点太远，以免产生更严重的组织缺血。

4. 填塞止血 鼻腔出血，可用棉球、凡士林纱条等填塞止血。

包 扎

一、包扎的目的

1. 包扎时施加压力，可起到止血作用。

2. 扶托受伤的肢体，使其能达到舒适、减少痛感的目的。

3. 保护伤口免受进一步的污染。

4. 固定伤口的敷料和夹板。

二、包扎的要求

1.动作要轻、快、准、牢，避免碰撞伤口，以免增加患者的疼痛、出血和感染。

2.不要在伤口上打结，以免压迫伤口，增加患者痛苦。

3.包扎不可过紧或过松，以防滑脱或压迫神经和血管，影响远端血液循环。如果是四肢伤包扎，需露出指（趾）末端，以便随时观察肢端的血液循环情况。

三、包扎材料

1.绷带　这是最常使用的，在医院或药店有售。

2.三角巾　这是一种三角形的布块，根据伤口的部位，可折叠成多种形状。

3.就近器材　包括衣服、毛巾、帽子、手帕等。

四、包扎方法

由于三角巾包扎技术较复杂，需在专业人员指导下进行较长时间的训练才能掌握，在本书中不做介绍，重点介绍一下绷带包扎法。

　　1. 环形包扎　这是最基本也是最常用的一种包扎方法，主要用于腕部、踝部等身体粗细均匀的部位。绷带作环形重叠缠绕。第一圈稍作斜向，第二圈将第一圈斜向露出的一角压于环形圈内，再缠绕数周，每周都盖住前一周（图 32）。

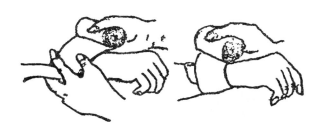

图 32　环形包扎

　　2. 螺旋包扎　绷带先按环形法缠绕数周，然后作单纯斜旋上升缠绕，每周压盖前周的 1/2，主要用于上下肢等身体粗细不等的部位（图 33）。

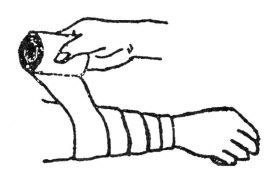

图 33　螺旋包扎

3. "8"字形包扎　　常用于肘、膝、腕、踝、肩、髋关节处；在弯曲的上下方先将绷带由下而上缠绕，再由上而下呈"8"字形来回缠绕（图34）。

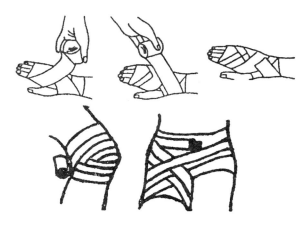

图34　"8"字形包扎

☀固　定

此部分的固定指骨折的临时固定。由于外力的因素破坏了骨的连续性或完整性，称为外伤性骨折。骨折分为闭合性骨折和开放性骨折两类。骨折断端与外界不相通称为闭合性骨折，与外界相通称为开放性骨折。开放性骨折常伴有局部软组织损伤，伤口及骨骼易污染而发生感染，处理上更为紧迫。

一、骨折的主要症状

1. 疼痛　受伤处疼痛剧烈，尤其在触摸或压迫时更为严重。

2. 肿胀　受伤部位出现局部肿胀、血肿。因为骨折断端损伤了周围的血管、软组织以及骨髓腔内出血，造成肿胀。

3. 局部畸形　骨折后出现肢体的短缩、成角、旋转等畸形。

4. 功能障碍　骨折后肢体活动受到限制，甚至完全丧失。

5. 骨摩擦　因活动造成骨折处互相摩擦而发出一种摩擦声，对于这一点不要刻意去强行检查，因为活动会导致剧烈疼痛。

以上症状要综合考虑，不能单纯只凭一条就判断骨折与否。为明确诊断，还须到医院进行 X 线检查。

二、固定材料

1. 夹板　有木制和铁制两种，为了适合肢体骨折的固定，其长度和宽度多种多样。如现场没有这种夹板，可利用木棒、树枝、竹竿以及患者自身的健肢代替。

2. 敷料　也有两种，一种是做衬垫用的，如棉花、衣服、布等；另一种是用来捆绑的，如绷带、三角巾、腰带、布条等。

三、固定方法

因骨折部位不同，其固定方法也不同，下面主要介绍上、下肢的骨折固定方法。

1. 前臂骨折的固定　取长短适当的夹板或木板（稍长于前臂），分别置于前臂前侧（屈侧）和背侧，在腕关节和肘关节木板上垫以柔软衬物（只有一块夹板时，应放在前臂背侧）。上、下两端扎牢固定，然后屈肘90°，用绷带、三角巾或布条悬吊于胸前。如找不到木板，可将伤侧的衣襟向外、向上反折；托起前臂，在衣襟角处剪一小孔，挂在上衣第一或第二纽扣上，再用绷带或三角巾经肘关节上方绕胸一周打结固定（图35）。

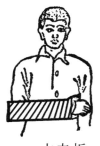 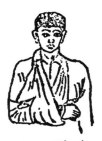 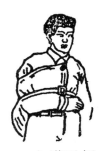

a. 木夹板　　b. 三角巾　　c. 衣襟反折

图35　前臂骨折的固定法

2.肱骨骨折的固定　用两块夹板分别置于上臂内、外侧（如只有一块时就放在上臂外侧），用绷带或布条将上、下两端扎牢固定，肘关节屈曲90°，前臂用绷带悬吊于胸前，然后用腰带、绷带等将上臂与胸部固定（图36a）。如果现场无木板，可用三角巾折成10～15 cm宽的带子或布条，将上臂固定于躯干上，屈肘90°悬吊于胸前（图36b）。

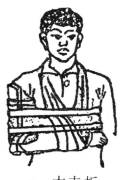
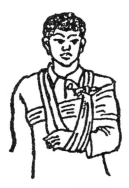

　　a.木夹板　　　　　　b.三角巾

图36　肱骨骨折临时固定法

3.股骨骨折的固定　用两块夹板，外侧的较长，放于从足跟到腋窝；内侧的稍短，放于从腹股沟到足跟（如只有一只夹板，应放于外侧）。在踝关节、膝关节和髋关节处应放衬垫，然后用绷带或布条在骨折上、下两端以及腋下、腰部、膝关节和踝关节处扎牢固定。如没有夹板，则用三角巾、绷带或布条把两个下肢固定起来，也就是用健侧下肢代替夹板固定伤肢（图 37）。

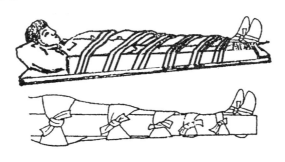

a. 木夹板

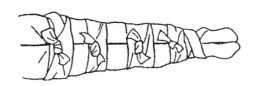

b. 健侧下肢法

图 37　股骨骨折临时固定法

　　4. 小腿骨折的固定　　用两块夹板，其长度是从足跟到大腿中段的距离，放在小腿的内、外两侧，同样在关节突出部位加衬垫，用绷带或布条分段扎紧固定（若只有一块夹板则只放于外侧）（图 38）。

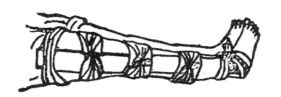

图38　小腿骨折临时固定法

四、固定的注意事项

1. 固定时应遵循先止血、再包扎、后固定的原则。

2. 固定的材料不能与皮肤直接接触，应用柔软的物品垫好，尤其关节突出部和夹板两端要垫好垫物。

3. 绷带等物品不能直接绑在骨折处。

4. 固定四肢时应露出指或趾，便于随时观察血运，如有苍白青紫、发冷、麻木等情况，立即松开，重新固定。

5. 疼痛剧烈者，可服用镇痛剂和镇静剂。

6. 对骨折患者应就地固定，不要随意移动患者。

7. 骨折固定的目的是限制肢体活动，不要试图整复。对于开放性骨折，严禁将暴露在创口外的断骨送回组织内，局部由医务人员做严格的清创处理后方可复位，以免引起骨髓炎等严重并发症。

8. 对四肢骨折断端固定时，先固定骨折上端，后固定骨折下端。

9. 肢体固定时，上肢屈肘，下肢伸直。

五、骨折固定后的护理

对于没有并发症的一般骨折，经石膏固定治疗后进行正确护理，对骨折的早期愈合至关重要，应注意以下几点：

1. 细心观察　注意经常观察伤肢远端（手指、足趾末端）的皮肤颜色、温度、感觉及运动情况。如果骨折固定得过紧，容易压迫血管、神经或关节突出部位，使远端血运受阻或局部受压，发生压迫性皮肤坏死，形成溃疡以及压迫性神经瘫，严重时导致缺血性坏死等并发症。如发现肿胀、青紫，触摸感到皮肤发凉、有压痛，同时患者自觉麻木等情况，应及时放松固定。

2. 适当抬高患肢　骨折的固定总要有一定的松紧度，加上患肢有不同程度的水肿，所以在休息时尤其在晚上睡觉时，应适当抬高患肢。如果是上肢骨折可在前臂下垫上枕头。如是下肢骨折可在小腿部垫一个枕头或其他柔软物品，使肢体远端的位置略高于心脏，有利于静脉回流，加速肿胀的消退。

3. 注意动静结合　骨折固定后肢体的活动受限，一方面不利于血液回流，水肿不易消退；一方面可能发生肌肉失用性萎缩、骨质疏松、关节强直、瘢痕粘连等并发症，应加强肌肉收缩活动，即骨折的近端关节和远端的各关节活动，促进全身及局部的血液循环，从而促进骨折的愈合。

4. 预防并发症的发生　保持固定部位的清洁卫生。对长时间卧床休息的患者，应经常翻身并做局部按摩，尤其是经常受压的部位（如腰骶部、脚踝等）。除按摩外还应垫一些棉垫等柔软物品，防止褥疮的发生。鼓励患者做深呼吸，帮助患者咳痰，防止坠积性肺炎的发生。鼓励患者多饮水，增加尿量，预防泌尿系感染或结石形成。

5. 定期复查　固定后两周内到医院进行 X 线复查，以防因患者改变体位而影响固定或再错位。肢体肿胀消退后固定变松，影响固定效果。不稳定型骨折容易发生再错位，应及时调整固定的松紧度。

☀️ 搬　运

一、搬运的目的

1. 避免患者受到不必要的干扰。

2. 使患者脱离危险地区。

3. 迅速送到医院使其得到进一步的抢救。

二、搬运时的注意事项

1. 搬运前应先迅速检查患者的身体各部位的伤势，并加以适当的、必要的初步抢救处理，如出血伤口的止血、包扎和骨折的临时固定等。

2. 在意外事故现场，如果患者被水、火、电、有毒气体、下坠石块等威胁生命时，应先迅速使患者脱离现场，而后再进行初步急救处理。非此情况应就地给予急救后，根据伤情选用不同的搬运方法和搬运工具再转运。

3. 如需要患者脱离危险地带，应将患者身体以长轴方向拖行至安全地带，不可以侧面横向拖行。

4. 应尽量使用担架搬运患者。

5. 运送过程中，应密切观察和细心救护患者，特别注意神志、呼吸和脉搏的变化，并做好防冻、防中暑工作。

6. 运送应是安全和稳定的，避免再度造成意外和加重损伤。

7. 无担架时，应就地取材，如用门板、座椅、毛毯、上衣、竹竿等制作临时担架，运送患者。

8. 怀疑脊柱骨折的患者，搬运时要防止脊柱弯曲或扭转，要用硬板担架运送，并用绳带将患者固定牢固。

9. 怀疑颈椎骨折的患者，搬运时除同脊柱骨折一样外，还应有一人在前面牵引、固定头部。患者放入担架后应在颈两侧用沙袋等固定颈部，肩部稍抬高，以免头部左右扭动，造成截瘫。有条件时可用"颈托"固定颈部。

10. 对昏迷或神志不清的患者，运送时应将其头偏向一侧。有假牙的应摘除。防止舌后坠或异物堵塞气道。

三、搬运方法

1. 扶行法　对于清醒患者，伤势不重、自己能行走的，抢救者站在患者身旁，将患者一侧上肢绕过抢救者颈部，抢救者一手抓住患者的这只手，另一只手绕到患者背后搀扶行走

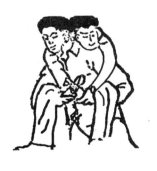

图 39　扶行法

（图 39）。

2. 背负法　对于老幼、清醒的患者，抢救者背朝向患者蹲下，让患者将双臂从抢救者肩上伸到其胸前，两手紧握，抢救者抱住患者的大腿，慢慢站起来，背着运送。但是如果怀疑患者上、下肢及脊柱有骨折，不能用此法（图 40）。

3. 抱持法　对于年幼及体轻又没有骨折的患者可用此法。抢救者蹲在患者一侧，面向患者，一只手放在患者大腿下，另一只手绕到患者的背后，然后将患者轻轻抱起（图 41）。

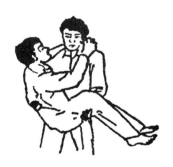

图 40　背负法　　　图 41　抱持法

4. 双人拉车法　对于意识不清的患者，将患者移到担架上或在狭窄地方搬运患者时使用此法。方法是一人站在患者背后将两手从患者腋下插入，把患者两前臂交叉于胸前，再抓住患者的手腕，把患者抱在怀里，另一名抢救者反身站在患者两腿中间，将患者两腿抬起，两名抢救者一前一后行走（图42）。

5. 双人扶腋法　对于清醒的双足受伤的患者可用此法。方法是两名抢救者分别立于患者两侧，将患者两上肢分别绕过两名抢救者的颈部，两名抢救者分别用一只手抓住患者的手，另一只手分别绕到患者腰后扶住（图43）。

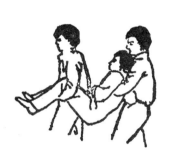 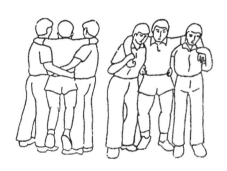

图42　双人拉车法　　　图43　双人扶腋法

6. 多人搬运法　对于怀疑有脊柱骨折的患者，应多人（3~4人）一起搬运，抢救者分别站在患者未受伤一侧的肩、臀和膝部，同时单膝跪在地上，分别抱住患者的头、颈、肩、后背、腰臀部、膝部及小腿踝部，然后同时站立，抬起患者，齐步前进，并保持患者躯体不被扭转或弯曲（图44）。

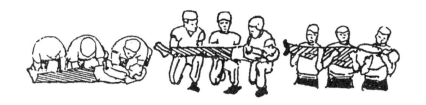

图44　三人同侧搬运

7. 担架搬运法　此法既省力又方便，凡有担架的地方，都应使用担架搬运患者。应注意以下几个问题：

（1）患者的脚放在担架前面，头放在后面，以便于观察病情变化。

（2）抬担架时应先抬头部，后抬脚部，担架员应步调一致。

（3）向高处抬时，患者头朝前，脚朝后，如上台阶或上坡时，前面的担架员应放低担架，后面的担架员应抬高担架，这样可使患者保持在水平状态。

（4）下台阶或下坡时应相反。

（5）放担架时应先放脚端后放头端。

（6）担架放在汽车内时要固定好，防止汽车启动或停车时移动。

（7）夏季要注意防暑，冬季要注意保温、

防冻伤。

（8）自制担架：现场没有现成的担架时，可以就地取材自制简易担架，如用木板、木棍、竹竿、绳子、被单、梯子、衣服等制作（图45）。

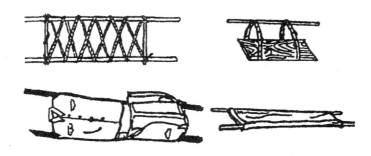

图 45　自制担架

（闫波　张海滨）

常见急症的急救与自救

昏迷的急救与自救

1．基本概念　昏迷是严重的意识障碍，表现为意识的持续中断或完全丧失。按其程度可分为：①浅昏迷；②中度昏迷；③深昏迷。

2．常见病因

（1）颅脑非感染性疾病：脑出血、蛛网膜下腔出血、脑梗死、高血压脑病、中重度颅脑损伤等。

（2）重症急性感染：大叶性肺炎、急性中毒性痢疾、脑型疟疾、脑炎、脑膜炎等。

（3）内分泌与代谢障碍：甲状腺危象、尿毒症、肝性脑病、肺性脑病、糖尿病酮症酸中毒、高渗性昏迷、低血糖昏迷等。

（4）心血管疾病：休克、阵发性心动过速、房室传导阻滞、心脏停搏等。

（5）外源性中毒：安眠药、一氧化碳、酒

精、有机磷农药、吗啡等中毒。

（6）电击伤、毒蛇咬伤、淹溺等。

3．主要症状

（1）脑出血患者常在剧烈活动、用力过度和情绪激动时发病。患者突然出现昏迷，昏迷前有剧烈头痛，头昏眼花，四肢麻木无力，血压极度升高，伴有呕吐、二便失禁，呈鼾式呼吸。脑梗死昏迷前症状与脑出血类似，但是脑梗死通常在安静状态或睡眠中发生。

（2）糖尿病低血糖昏迷患者前几天饮食不正常，吃得过少或不进食、服用或注射降血糖药过量等。昏迷前有心慌、头昏、面色苍白、出冷汗症状。常在晨起时发现患者已昏迷。

（3）一氧化碳中毒又称煤气中毒，中毒致昏迷患者呼吸微弱，面色、唇色呈樱桃红色，口角边有呕吐物。昏迷前患者有头痛、头昏、全身无力的症状。

4．急救方法

（1）第一步：首先判断患者的意识状态，同时注意患者的呼吸、心搏情况。

（2）第二步：拨打 120 或 999，及时将患者送往医院抢救。

（3）第三步：应使患者平卧，松解衣领，

若有假牙则取出。将头部后仰，并将头部偏向一侧，以保持患者的呼吸道通畅。口腔内有分泌物或呕吐物，可用纱布、手绢、纸巾及时清除，防止窒息。

（4）第四步：一旦发生心搏骤停或呼吸停止，立即进行现场心肺复苏术，主要是胸外心脏按压，必要时进行人工呼吸。

5. 预防措施 日常生活中注重劳逸结合，避免情绪激动及劳累过度，如有原发病应积极治疗，遵医嘱服药，注意监测血压、呼吸、血糖等，如有异常及时就诊。

当患者出现嗜睡、意识模糊、昏睡等意识障碍时要严密观察，警惕其加深而进入昏迷状态，并立即送医院诊治。

💡高热的急救与自救

1. 基本概念 当机体在热原作用下或各种原因引起体温调节中枢的功能障碍时，体温升高超出正常范围，称为发热。临床上按程度将发热（以口腔温度为例）分为四级：低热（37.4～38℃）；中度发热（38.1～39℃）；高热（39.1～41℃）；超高热（41℃以上）。

2. 常见病因

（1）病毒性感染：感冒、麻疹、流行性出血热、乙型脑炎、腮腺炎、脊髓灰质炎、SARS、禽流感等。

（2）细菌性感染：肺炎、扁桃体炎、急性咽炎、急性胆道系统感染、急性肾盂肾炎、急性细菌性痢疾、结核、伤寒、副伤寒等。

（3）严重创伤、大手术、烧伤、急性胰腺炎、急性心肌梗死等组织损伤。

（4）脑外伤、脑血管病、热射病等中枢神经系统疾病。

（5）药物热、输血和输液反应、血清病、注射异体蛋白等。

3. 主要症状

（1）体温上升期：常感疲乏无力、肌肉酸痛、皮肤苍白、畏寒或寒战等。

（2）高热期：是体温达高峰并保持于一定水平的时期。临床上主要表现为皮肤潮红而灼热，呼吸加速、加深，头痛，烦躁和口渴等，此时可有少量出汗。

（3）体温下降期：由于机体的自卫作用，热原已被清除，或因患者接受解热药物治疗，体温调节中枢使机体产热减少、散热增多，从而导致体温逐渐下降，达到正常水平，此期可大量出汗。

4. 急救方法

（1）第一步：低热和中度发热一般可不作特殊处理，即使高热患者亦不要轻易应用退热药和抗菌药。

（2）第二步：遇有下列情况应作紧急降温处理：①体温超过 40℃；②高热并惊厥（俗称抽风，中医谓之惊风）或谵妄（表现为意识模糊伴错觉和幻觉、妄想等）；③高热伴休克或心功能不全；④高温中暑。

（3）第三步：首选擦浴、冷敷、冰袋降温法。可用 30%～50%乙醇或温水擦拭四肢、颈、腋下、腹股沟等处，但应避免对前胸及后背进行擦浴。也可用冰袋或冷毛巾置于额、颈、腋、腹股沟及腘窝。有条件可及时进入空调房。

（4）第四步：适当服用解热药，但应注意非甾体类抗炎药如阿司匹林、对乙酰氨基酚可诱发哮喘发作，应遵医嘱服用。

（5）第五步：发热患者应卧床休息，多补充水分、营养。

（6）第六步：尽快送往医院诊治。

5. 预防措施　加强体育锻炼，加强营养，可以增强自身的抵抗力和免疫力。注意穿衣适度，保证睡眠，注意病情变化，发现有问题及时就医。

惊厥的急救与自救

1. 基本概念　惊厥是指全身对称性的骨骼肌肌群收缩，呈强直性和阵挛性时，可伴有意识丧失。

2. 常见病因

（1）脑源性疾病：脑部感染、外伤、肿瘤，脑血管疾病，寄生虫病等。

（2）全身性疾病：感染、中毒、心血管疾病、遗传和代谢疾病、风湿病、淹溺、触电等。

（3）心因性疾病：如癔症性抽搐和惊厥。

3. 主要症状

（1）患者突然意识模糊或丧失，两眼上翻或斜视，双手握拳，全身强直，持续数分钟左右，自行停止后不久意识恢复，也可反复发作。

（2）四肢发生阵挛性抽搐，口吐白沫，呼吸不规则或暂停，皮肤先苍白后发绀，发作持续数分钟后自行停止。

（3）可伴排尿、排便失禁及舌咬伤。

4. 急救方法

（1）第一步：保持安静，避免刺激。让患者平卧，不强压其抽搐的肢体以免骨折。可将衣领、腰带松解，保持呼吸道通畅。

（2）第二步：拨打 120 或 999。

（3）第三步：可用清洁纱布裹于压舌板上，垫插于患者上下齿间，避免咬伤舌头。取出假牙，以免误入气管引起窒息。

（4）第四步：要防止窒息和吸入性肺炎。因此要将患者轻轻地转向侧卧位，以防止舌后坠，堵住气道而呼吸停止。让口腔内的分泌物自动流出口外，避免吸入下呼吸道引起肺部炎症。

（5）第五步：如属高热惊厥可予降温处理；有低血糖反应则可饮用糖水；已确诊由癫痫引起者可服用苯妥英钠等抗癫痫药；高血压脑病引起者应迅速含服降压药。

5. 预防措施　对于癫痫患者，应注意：

（1）不能擅自骤减或停服抗癫痫药，以免引起癫痫持续发作。

（2）克服自卑及恐惧心理，避免感染、疲劳、紧张等因素刺激。

（3）加强体育锻炼，起居有节，忌烟、酒

及刺激性食物。

（4）严禁开车、游泳、夜间独自外出等活动，如有发作征兆，应立即卧倒，以免跌伤。

头痛的急救与自救

1．基本概念　头痛是指额、顶、颞及枕部的疼痛。头痛可见于多种疾病，大多无特异性。但反复发作或持续的头痛，可能是某些器质性疾病的信号，应认真检查，明确诊断，及时治疗。

2．常见病因

（1）颅脑病变：脑膜炎、脑炎、脑脓肿、脑血管意外、脑肿瘤、脑震荡、脑挫裂伤、硬膜下血肿、颅内血肿、偏头痛等。

（2）颅外病变：颅骨肿瘤、颈椎病、三叉神经痛等。

（3）全身性疾病：高血压、青光眼、鼻窦炎、伤寒、肺炎、中毒等。

3．主要症状

（1）急性头痛伴发热者，常见于急性感染性疾病，所致的头痛多位于全头部，呈弥漫性。

（2）有高血压病史而突然发病，头痛、呕

吐、肢体偏瘫、意识障碍时，则可能为脑出血。

（3）头痛呈慢性进行性加剧，并有颅内压增高的表现及局部神经体征者，常见于颅内占位性病变。颅内占位性病变晨起时头痛明显，咳嗽、用力时可使头痛加剧。

（4）有创伤史者，应疑为颅脑外伤。

（5）剧烈头痛伴呕吐、畏光，服用麦角胺后头痛缓解，应考虑偏头痛。偏头痛多在一侧，长期反复发作。

4. 急救方法

（1）第一步：保持安静，卧床休息，避免头部震动。

（2）第二步：无论偏头痛部位在何处，均可用冷水毛巾（或冰袋）或热水毛巾（或热水袋）敷前额，以起到镇痛作用。

（3）第三步：诊断明确者，可适当服用镇痛药，如去痛片（索米痛片）、罗通定（颅通定）、布洛芬等药。但诊断不明确时服镇痛药过量会掩盖病情。

（4）第四步：针对病因治疗，如为高血压引起的头痛需进行适当降压治疗，偏头痛可服用麦角胺治疗。

（5）第五步：如头痛患者伴有意识障碍、

呕吐、肢体麻木等症状，应及时送往医院诊治。

5. 预防措施　平时注意休息，劳逸结合，锻炼身体，戒烟限酒，按时起居，作息规律。

心绞痛的急救与自救

1. 基本概念　心绞痛是急性、暂时性心肌缺血、缺氧所引起的症状之一。其特点是阵发性左前胸压榨感、闷胀感，伴随明显的焦虑，向左肩部、左上肢、咽喉部、背部放射，多数持续数秒，或 1～5 分钟，一般不超过 15 分钟。

2. 常见病因

（1）冠状动脉粥样硬化性心脏病，占 90%。

（2）冠状动脉痉挛、主动脉瓣狭窄或关闭不全及各种原因的冠状动脉炎。

（3）因各种运动、劳累、情绪激动、饱餐、阴雨寒冷天气、睡眠不足、烟酒刺激等诱发。

3. 主要症状

（1）疼痛部位以胸骨后最常见，也可见于心前区及剑突下。可以向咽、下颌、肩、上肢、背、上腹部放射。

（2）典型表现为胸骨后的紧缩或压榨样感觉，不典型者表现为烧灼样感觉、钝痛或气急等。

（3）阵发性发作由轻到重，常持续 3～5 分钟，一般不超过 15 分钟。

（4）经休息或去除诱因后可缓解。含服硝酸甘油能迅速缓解，一般在 2～5 分钟内起效。

4. 急救方法

（1）第一步：发作时，立即停止活动，消除引起发作的诱因。经休息不能缓解者，可选用作用快的药物，如硝酸甘油。

（2）第二步：硝酸甘油，首次给 1 片，舌下含服，必要时隔 5 分钟再含服 1 片，或喷用硝酸甘油气雾剂（1～2 喷）。

如无硝酸甘油，也可应用硝酸异山梨酯（消心痛），5～10 mg，舌下含服。

对变异型心绞痛可立即舌下含服硝苯地平 5～10 mg，也可与硝酸甘油联用。

如无硝酸甘油及消心痛，也可应用中药制剂如冠心苏合丸、速效救心丸、麝香保心丸等。

另外，可同时给镇静剂及吸氧治疗。

（3）第三步：若近期发生心绞痛次数增加，间隔时间缩短，疼痛加重，持续时间超过 10 分钟，舌下含服硝酸甘油用量增加或效果不好，往往是由于冠状动脉病变进一步发展，心绞痛呈不稳定型，很可能是心肌梗死的前兆，应拨打 120 或 999，及早将患者送到医院诊治，以免延误病情。

5. 预防措施

（1）避免过度的体力活动：如运动量过大、运动速度过快、过度用力等。

（2）避免过度的脑力活动：如用脑过度及兴奋、愤怒、焦虑、紧张等。

（3）长期药物预防：根据心绞痛类型选用抗心绞痛药，一般来说，阿司匹林和硝酸异山梨酯适用于所有类型的心绞痛，对于劳力型心绞痛可加阿替洛尔，对于自发型心绞痛（包括变异型心绞痛）可加硝苯地平。

（4）临时药物预防：对于不可避免的过度体力或脑力活动，可在活动前预防用药，此时应根据活动时间，选用有效时间相同的药物。常用药物有舌下含服硝酸甘油，2～5 分钟起效，持续 10～30 分钟；舌下含服硝酸异山梨酯（消心痛），5 分钟起效，持续 10～60 分钟；口服硝酸异山梨酯（消心痛），20 分钟起效，持续 4 小时；贴硝酸甘油膜（贴剂），1 小时起效，持续 24 小时。

呼吸困难的急救与自救

1. 基本概念　呼吸困难是指患者主观上呼吸不畅，感觉费力，不能进行深呼吸，或简单地称"气不够用"。客观上表现为呼吸频率、深度和节律的改变。

2. 常见病因

（1）常见于重症肺炎、肺脓肿、肺水肿、广泛性肺纤维化、肺不张、肺栓塞、细支气管肺泡癌、气胸、胸腔积液、气道阻塞性疾病（如喉头水肿、肺气肿、支气管哮喘）等。

（2）心脏疾病，如各种原因引起的心力衰竭。

（3）尿毒症、糖尿病酮症酸中毒、毒蛇咬伤、吗啡中毒、亚硝酸盐和一氧化碳中毒等。

（4）重度贫血、高铁血红蛋白血症和硫化血红蛋白血症等。

（5）颅脑外伤、脑出血、脑肿瘤、脑炎及脑膜炎所致呼吸功能障碍。

（6）精神因素所致呼吸困难，如癔症。

3. 主要症状

（1）吸气性呼吸困难时，吸气显著困难。

由于呼吸肌极度用力，胸腔负压增大，吸气时胸骨上窝、锁骨上窝和肋间隙明显凹陷，称为"三凹症"，常伴有刺激性干咳或吸气性喉鸣。

（2）呼气性呼吸困难时，呼气费力。呼气时间延长而缓慢，常伴有哮鸣音。

（3）混合性呼吸困难时，吸气与呼气均感费力，呼吸频率增快、幅度变浅。

（4）心源性呼吸困难时，表现为夜间阵发性呼吸困难，患者于睡眠中憋醒、出汗，坐起时呼吸困难减轻，平卧时症状加重。而支气管哮喘引起的呼吸困难与体位改变关系不大。

4. 急救方法

（1）第一步：一旦出现呼吸困难，应首先保持气道通畅，如有气道分泌物或异物应及时用纱布或纸巾清除。

（2）第二步：使患者保持安静，情绪紧张可使呼吸困难加重。

（3）第三步：取半坐位或坐位，减少疲劳及耗氧，此法可减轻急性心力衰竭引起的呼吸困难。

（4）第四步：家中如有吸氧条件，可立即给患者吸氧（2~6 L/min）。

（5）第五步：保持室内空气新鲜，通风流

畅，给予清淡饮食。

（6）第六步：如既往有支气管哮喘病史，本次基本肯定为支气管哮喘发作，可口服氨茶碱、特布他林等平喘药或给予特布他林气雾剂吸入。

（7）第七步：痰多或黏稠，可适当口服溴己新或氨溴索等祛痰药。

（8）第八步：病情危重时，应边采取上述措施边呼叫 120 或 999，及时送往医院抢救。

5．预防措施

（1）如有过敏性哮喘，应及时治疗，远离过敏原，以防反复发作导致病情加重。

（2）避免抽烟及被动吸烟，养成良好习惯，避免慢性支气管炎、慢性阻塞性肺疾病等的发生。

（3）感冒应及时治疗，以免发展至急性咽喉炎、肺炎、肺脓肿。

（4）接种卡介苗，预防肺结核，如患了结核，要早期、规律、全程、联合、适量用药治疗。

（5）对于先天性心脏病、冠心病、高血压、风湿性心脏病等，要早诊断，早治疗，以防发生心力衰竭。

（6）糖尿病及肾病要坚持正确治疗，控制好血糖，定期到医院监测血糖及心、肾功能，以防糖尿病酮症酸中毒及肾衰竭、心力衰竭的发生。

（7）应定期体检，无病防病，有病及时就医，防止病情恶化。

☀ 呕吐的急救与自救

1．基本概念　呕吐是通过胃的强烈收缩迫使胃或小肠的部分内容物经食管、口腔而排出体外的现象。可分为三个阶段，即恶心、干呕和呕吐。呕吐是机体的一种防御反射，有一定的保护作用，但大多数并非由此引起，且频繁而剧烈的呕吐可引起脱水、电解质紊乱等并发症。

2．常见病因

（1）反射性呕吐：包括吸烟、剧咳、胃肠炎、急性中毒、消化性溃疡、幽门梗阻、肠梗阻、急性阑尾炎、急性肝炎、肝硬化、胆囊炎、胰腺炎、急性腹膜炎、肾或输尿管结石及妊娠期呕吐等。

（2）中枢性呕吐：包括脑膜炎、脑出血、高血压脑病、颅脑损伤、癫痫、中毒等。

（3）前庭障碍性呕吐：包括晕动病、梅尼埃病等。

3．主要症状

（1）青壮年呕吐多见于腹腔内脏炎症、肠梗阻等。

（2）青年妇女不明原因的呕吐应考虑妊娠的可能，老年人呕吐应考虑胃癌。

（3）呕吐量多且有宿食，应想到幽门梗阻、肠梗阻的可能。食后立即呕吐多为食管痉挛、梗阻或神经性呕吐。

（4）喷射样呕吐伴剧烈头痛，应考虑中枢神经系统疾患。

（5）呕吐伴有腹痛、发热，多为腹腔内脏急性炎症，少数为胸腔疾病如肺炎、心肌梗死等。

4．急救方法

（1）第一步：发生呕吐时，应及时清除口腔内呕吐物，患者宜取半坐卧位或侧卧位，切不可仰卧，以免呕吐物被吸入气管，造成窒息或引起吸入性肺炎。

（2）第二步：禁食、禁水 4～6 小时，以防误入气管。呕吐停止后逐渐进食。

（3）第三步：由不洁食物造成呕吐时，应

当让这些不洁食物尽可能吐出来，吐得越干净越好，否则易被身体吸收，引起中毒。

（4）第四步：对常见疾病，如急性胃炎、痢疾、胃神经官能症、流行性感冒及晕动病，可口服镇吐药甲氧氯普胺（胃复安）5～10 mg，每日 3 次，或解痉剂阿托品 0.5～1 mg，每日 3 次。

（5）第五步：及时就医，剧烈呕吐者尽快送往医院检查处理。

5. 预防措施　注意饮食，不吃生冷、刺激的食物，不吃变质的食物。及时到医院确诊呕吐原因，以免误诊。

腹泻的急救与自救

1. 基本概念　腹泻是指排便次数增多，粪质稀薄，水分增加，或含未消化食物或脓血、黏液。如排液状便，每日 3 次以上，或每天粪便总量大于 200 g，其中粪便含水量大于 80％，则可认为是腹泻。腹泻分急性和慢性两类。急性腹泻发病急剧，病程在 2～3 周之内。慢性腹泻是指病程在两个月以上或间歇期在 2～4 周内的复发性腹泻。

2. 常见病因

（1）多见于食物中毒，往往由变质或被污染的食物所致，致病菌多为沙门菌属、志贺菌、产毒性大肠埃希菌、金黄色葡萄球菌或变形杆菌等。

（2）急性肠道感染、痢疾、急性肠炎、溃疡性结肠炎急性发作、霍乱或副霍乱。

（3）病毒性腹泻，如感染轮状病毒、诺瓦克病毒、柯萨奇病毒、埃可病毒等后，出现腹痛、腹泻、恶心、呕吐、发热及全身不适等症状。

（4）食用未煮熟的扁豆、发芽马铃薯、河豚等。

（5）过敏性紫癜、尿毒症、糖尿病、甲状腺功能亢进、败血症等全身性疾病。

（6）饮食贪凉、夏天饮食无规律、消化不良、腹部受凉，致使肠蠕动增加而导致腹泻。

3. 主要症状

（1）腹泻伴呕吐，进食后数小时出现，应考虑食物中毒。

（2）腹泻伴里急后重，可能是痢疾、直肠炎等。

（3）如伴有乳液、脓血便，可见于细菌性

或阿米巴痢疾、溃疡性结肠炎。

（4）如伴痉挛性中、下腹痛，排便后减轻或消失，常见于结肠性病变。伴有持续性上腹痛并牵涉背部者需考虑胰腺炎的可能。

4．急救方法

（1）第一步：患者应安静休息，腹部保暖。腹泻后不可禁食，应多饮淡盐水，防止脱水或电解质紊乱。症状缓解后宜进食清淡流质或半流质饮食，如藕粉、菜汁、果汁、鸡蛋汤、软面和稀粥等，忌辛辣厚腻食物。

（2）第二步：急性食物中毒早期应催吐导泻，将有毒物质尽快排出体外。

（3）第三步：凡遇严重吐泻，粪便为脓血乳液状、米泔水样、洗肉水样，并伴有全身中毒症状及各种严重并发症的患者，应当机立断，紧急送往医院救治。

5．预防措施

（1）不同类型的腹泻的应对措施不同，应及时就医，确诊病因，对症下药。

（2）严把"病从口入"关，养成饭前便后洗手的良好卫生习惯；不喝生水；切生食的砧板和刀要与切熟食的分开；在进食前要将食物进行彻底清洗或加热；不吃隔夜的食物；保证饮食安全、卫生。

（3）慢性腹泻患者要注意调养，多食用低脂少渣和高蛋白高热量食物；少吃粗硬食物、生冷瓜果、凉拌菜，少吃含粗纤维多的食物，烧烤等不易消化的肉类，刺激性太强的辣椒、烈酒、芥末等。

呕血的急救与自救

1. 基本概念　呕血是上消化道疾病（指屈氏韧带以上的消化道疾病，包括食管、胃、十二指肠、肝、胆、胰疾病）或全身性疾病所致的上消化道出血，血液经口腔呕出。常伴有黑便，严重时可有急性周围循环衰竭的表现。在确定呕血之前，必须排除口腔、鼻、咽喉等部位的出血以及咯血。

2. 常见病因

（1）消化性溃疡、急性糜烂性胃炎、应激性溃疡、胃癌等。

（2）肝硬化、门静脉高压、肝癌所致食管与胃底静脉曲张破裂。

（3）急性出血性胆管炎、食管炎症或溃疡、食管异物、食管-贲门黏膜撕裂症、食管异物刺伤等。

（4）胰腺癌、急性胰腺炎并发脓肿或囊肿溃破。

（5）急性传染病，如流行性出血热、钩端螺旋体病等。

（6）血液系统疾病，如白血病、弥散性血管内凝血、抗凝血药治疗过量等。

（7）其他疾病，如尿毒症、呼吸衰竭、肝衰竭等。

3．主要症状

（1）可有消化性溃疡、肝硬化、急性胃黏膜病变、胃癌、胆管或胰腺病变、血液病等病史。

（2）呕血之前大多数人常伴有恶心、上腹部不适或疼痛。呕吐暗红色或咖啡色液体，可混有食物，呈酸性反应。

（3）急性上消化道出血表现为粪便呈黑色或酱色。如果出血急、量多，在胃内停留时间短，呕出的血也可能是鲜红色的，甚至粪便也可呈鲜红色。

（4）可伴头晕、心悸、面色苍白、脉搏细弱、心率增快、血压下降，甚至晕厥、休克，若以晕厥为首发症状，可能为失血性休克。

4. 急救方法

（1）第一步：呕血可致休克，应保持安静，保暖，让患者绝对卧床休息，可采用平卧位，头部轻轻放低，侧向一方，将双下肢抬高 30°，用冰袋放在胃部冷敷。如有呕血，不要强行咽下，以免呛入肺中。有条件可静脉输液，补充血容量。

（2）第二步：服用止血药。口服云南白药 0.3～0.6 g，一日 3 次，或生三七粉 3 g，用凉开水调服，一日 3 次。

（3）第三步：呕血时有剧烈恶心、呕吐，应暂时禁食。待呕血停止 6～8 小时才能进少量流质，如牛奶、米汤，以保护出血的创面。

（4）第四步：要密切观察患者的面色和脉搏，倘若脉搏 1 分钟超过 120 次以上，即使患者已停止呕血，也还要考虑有出血，应抓紧时间送往医院救治。

5. 预防措施

（1）积极防治原发疾病：上消化道出血是多种消化道疾病所致的并发症。治疗原发疾病，能有效地预防上消化道出血的发生。

（2）避免情志过极：强烈的精神创伤、情绪激动、忧愁思虑过度，均可诱发上消化道出血。要做到情绪稳定，精神乐观。

（3）注意劳逸结合：过度疲劳、睡眠不足可引起自主神经功能紊乱，促使胃黏膜遭受胃液的自身消化，引起胃黏膜炎症、溃疡、出血。因此，生活要有规律，避免过度劳累，睡眠应充足。

（4）注意饮食调节：一日三餐饮食分配应合理，要新鲜、洁净、清淡而易于消化，适当增加蛋白质和维生素。须绝对戒烟、忌酒。

（5）加强体育锻炼。

窒息的急救与自救

1. 基本概念　窒息一般是指食物或其他异物突然堵塞呼吸道，造成呼吸困难，严重时可使呼吸停止。

2. 常见病因

（1）气管异物、大咯血、自缢等常见急性气道阻塞。尤其是老年人及儿童，极易发生气管异物阻塞。

（2）淹溺、肺水肿、镇静剂中毒或过量、胸部外伤、颅脑外伤等，新生儿窒息。

（3）急性喉部炎症、喉头水肿、外伤、肿瘤等。

3. 主要症状

（1）患者被食物或异物卡喉后，会将一只手放到喉部，食指与拇指张开呈"V"字样。

（2）面色、唇色很快青紫发绀，身体不能支持而摔倒。幼儿还出现"翻白眼"，不省人事。

（3）完全性气道异物阻塞时，患者完全不能呼吸。如不能及时消除阻塞，则很快呼吸停止，患者失去知觉，导致死亡。

4. 急救方法

（1）第一步：保持呼吸道通畅。气道吸入异物者，应迅速去除异物。咯血者，立即将其置于头低足高位，轻拍背部，鼓励其将血咯出。对心搏骤停者，应立即做心肺复苏术。

（2）第二步：拨打 120 或 999。

（3）第三步：采用 Heimlich 手法急救。

5. 预防措施　为避免食物和异物卡喉，宜将食物切成细块，不给儿童进食花生米、果冻等易引起异物卡喉的食物。不给儿童玩玻璃球。服用大粒中药丸时，应将其分割成小粒。老年人及儿童尽量避免进食黏性食物。口中含有食物时，应避免大笑、讲话、咳嗽后深吸气、行走或跑步。

（姜正伟）

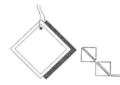

电损伤的急救与自救

1. 基本概念　电损伤分为全身性电损伤和局部电损伤。全身性电损伤称为电击伤，也称触电，是一定量的电流通过人体引起的机体损伤和功能障碍。局部电损伤称为电烧伤，是指电能转化为热量后造成局部组织蛋白凝固、碳化，血栓形成。

2. 主要症状

（1）全身性电损伤（电击伤）：其皮肤损伤轻微，主要损害心脏，引起血流动力学剧烈改变。由此呈现心悸、眩晕、意识障碍等，可发生电休克甚至心搏、呼吸骤停。

（2）局部电损伤（电烧伤）：严重电烧伤致残率很高。电烧伤有"出入口"。入口即触电部位，入口处有Ⅲ度烧伤，皮肤碳化，有裂口或洞穴，烧伤深达肌、肌腱、骨。出口也是Ⅲ度烧伤改变，个别的出口处病变不明显。

电烧伤的深部损伤范围远远超过皮肤入口处，但早期难以确定。伤后 24 小时以后，损伤血管血栓形成，受其供血的组织缺血坏死，局部皮肤或肢端坏死。肢体肿胀向外周蔓延。其深部坏死范围超过浅表的坏死肿胀部位。在坏死过程中易并发感染，可发生湿性坏疽、气性坏疽、脓血症等。

3. 急救方法

（1）立即切断电源或使触电者迅速脱离电源。

（2）呼吸、心搏停止立即就地进行心肺复苏术。呼吸、心搏恢复后马上转入医院进一步救治。

（3）患者卧床休息，以减轻心脏负担。严密观察呼吸、脉搏等的变化。

（4）伤处采用暴露疗法，保持伤肢清洁、干燥，每日消毒皮肤 2～3 次。

（5）早期补充液体，应用大剂量广谱抗菌药和注射破伤风抗毒素。

（6）积极处理创面，清除坏死组织，直至伤口缝合或植皮。

（7）感染伤口充分引流，除应用抗菌药，还必须及时、多处切开引流。

（8）暴露伤口有出血的危险，应在床边准

备止血带和手术包。一旦出血应缝合出血点近侧健康血管。

（9）若有严重肢体肿胀，阻碍局部血液循环，则应切开皮肤、筋膜减压。

（10）肢体坏死范围与其供应血管栓塞相关，因此，在伤后 1 周左右作血管造影，帮助识别血管通畅与否。这样可以尽可能多地保留肢体。

（姜正伟）

烧伤的急救与自救

1. 基本概念　烧伤是一种由热力、化学物质、电流及放射线所引起的极为复杂的外伤性疾病，平时和战时均常见，男性居多，男女比例为 3∶1，发生率高，死亡原因主要是吸入性损害、感染、脏器衰竭。治疗极为复杂，一定要从整体出发，着重于早期急救及早期评估治疗处理。

2. 烧伤面积和深度　烧伤面积和深度是估计烧伤严重程度的主要因素，也是进行治疗的依据。

面积的估计：目前应用较多的为新九分法（图 46），即头颈部为 $1 \times 9\%$，躯干（含会阴）为 $3 \times 9\%$，双上肢为 $2 \times 9\%$，双下肢为 $5 \times 9\% +$

1%。手掌法较为简单，以患者自己一只手掌五指并拢为1%，常用于小面积烧伤计算（图47）。烧伤深度的分类国际惯用三度四分法（图48）。

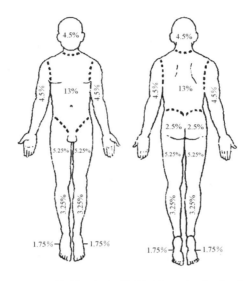

图 46　烧伤面积的估计（新九分法）

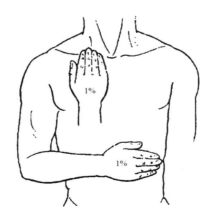

图 47　烧伤面积的估计（手掌法）

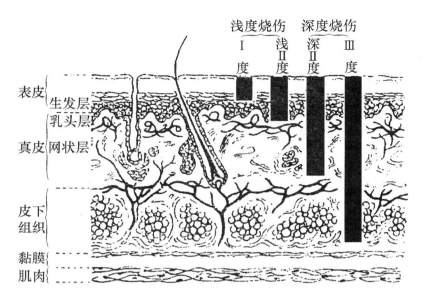

图 48　烧伤深度的分类

Ⅰ度表皮烧伤，主要伤及角质层、透明层、颗粒层，偶可伤及棘状层，生发层健在，真皮层充血、水肿。表现为局部红斑、肿胀、疼痛，无水疱，一般 2～3 天症状消失，3～5 天痊愈，无瘢痕。浅Ⅱ度可伤及基底层，甚至真皮乳头层，局部发红，肿胀显著，并起较大水疱，创面湿润、疼痛剧烈，无感染，1～2 周痊愈，可残留色素沉着。深Ⅱ度可伤及真皮网状层，表皮水疱较小，创面微湿、发白，可见许多红色小点或细小血管支，痛觉迟钝，一般 3～4 周痊愈，可遗留瘢痕畸形。Ⅲ度可伤及皮肤全层，包括皮下组织、皮下脂肪、肌肉、骨骼，痛觉缺失，无弹力，呈蜡白、焦黄或皮革状，凹陷表面干燥，可见粗大栓塞血管，痛觉缺失，3～4 周焦痂脱落，需手术植皮，愈合后遗留瘢痕畸形。

烧伤严重程度受多种因素影响，以面积、深度最重要，现介绍一种中国分类法。轻度：总面积在 9％以下的Ⅱ度烧伤；中度：总面积在 10％～29％之间或Ⅲ度面积在 10％以下；重度：总面积在 30％～49％之间或Ⅲ度面积在 10％～19％之间或Ⅱ、Ⅲ度烧伤面积虽不达上述百分比，但已有休克等并发症、呼吸道烧伤或有较重复合伤；特重度：总面积为 50％以上或Ⅲ度面积 20％以上者或已有严重并发症。

小儿烧伤十分常见，占整体烧伤患者的半数左右。1～5 岁小儿发育未成熟，动作不协调，其烫伤发病率最高，占整个小儿烧伤的 2/3 左右，且多为生活烧伤，以热水烫伤最多。小儿皮肤各层，特别是角质层薄，抵抗力差，烫伤后易发展成深度烫伤，创面也容易感染及形成瘢痕。由于小儿中枢神经调节功能及内脏器官代偿功能差，所以易发生休克，高热，败血症，消化不良，惊厥及心、肺、肾功能不全。1963 年中国人民解放军第三军医大学对小儿体表面积进行实测后提出小儿烧伤面积计算法：头面颈部（％）＝9＋（12－年龄）；双下肢（含臀部）（％）＝46－（12－年龄）；双上肢（％）＝2×9；躯干（％）＝3×9（含会阴1％）。其烧伤严重程度与成人不同。轻度：总面积＜5％；中度：总面积为5％～15％或Ⅱ度面积＜5％；重度：总面积为15％～25％或Ⅲ度面积为5％～10％；特重度：总面积＞25％或Ⅲ度面积＞10％。小儿调节功能及耐受性较差，头面部组织疏松，血运丰富，易发生休克。

3. 危害　烧伤不仅在局部皮肤造成损害，严重烧伤还可引起全身病变。由于抵御微生物侵袭的皮肤天然屏障遭到破坏，所以给细菌侵入提供了良好机会。烧伤创面大量水分丢失及非创面渗出，使机体水分、无机盐、电解质紊乱，可导致低血容量性休克，持续36～48小时则使组织广泛缺血、缺氧。大面积烧伤对机体的呼吸、循环、消化、免疫系统及心、肝、肾等内脏器官均造成损伤，且往往成为死亡原因。烧伤急救时，绝不能只顾局部皮肤损伤而忽略全身情况。

4. 急救方法　烧伤急救是否及时、正确，对病情影响极大，广泛宣传群众性自救、互救常识，使群众和基层医护人员懂得烧伤自救、互救知识，对于减轻损伤有很大作用，其要点为迅速、恰当地使患者脱离热源和消除致死原因。衣服着火时尽快脱去衣服，特别是化纤衣服，用水灭火或跳入水池、河沟，无水源时就地卧倒，慢慢翻身以压灭火焰，以非燃物品覆盖着火处，迅速离开密闭不通风的现场，不可惊慌、奔跑、呼喊，以免引起吸入性损伤。热流烧伤时应尽快脱去衣服，用冷水冲洗使之迅速降温。化学烧伤深度与化学物质的性质、浓度、接触时间有关，立即用大量清水冲洗 20 分钟以上为简单、有效的方法，既可消除体表化学物质，又可减轻疼痛，注意用水量应足够大，而后再到医院治疗。电烧伤时应迅速切断电源，积极抢救休克。

　　烧伤现场抢救是一项极为紧张的工作，灭火后首先检查危及生命的情况，如颅脑损伤、大出血、血气胸、窒息及严重的中毒。脱离现场后，根据伤情分类，组织人力进行适当处理以免延误危重患者的治疗，可适量给予镇静药、镇痛药（颅脑损伤者慎用），对吸入性损伤者要注意口、鼻清洁，清除杂物，保持呼吸道通畅，舌后坠者可放置口咽通气管，必要时吸氧。创面要防止污染，以清洁被单、衣服保护。若为化学烧伤，衣服必须更换。患者出现口渴时可给予少量淡盐水，不宜单纯大量补水，以免发生水中毒、胃肠道损伤。烧伤面积较大者应静脉补液及进行其他抗休克治疗。抢救过程要简单有序，组织协调，尽量就地治疗，如无条件，给予简单处理后立即转送专科医院。

祖国医学很早就有关于烧伤的记载，对于治疗烧伤有着丰富的经验，一般包括以下治则：清热解毒，养阴生津，益气理脾，活血通瘀，托里排脓。若发生并发症则予以辨证施治。现介绍一些中医外治法。

常用抗感染中草药：穿心莲、四季青、金银花、板蓝根、蒲公英、黄柏、黄连、黄芩、秦皮、鱼腥草、野菊花、败酱草、虎杖、毛冬青等。加入收敛性较强的中草药：石榴皮、地榆、酸枣树皮、榆树皮等。下述一些治疗烧伤的方法可供选择性应用：

（1）地榆虎杖油膏：将地榆、虎杖根块洗净、晒干，磨成细粉，加芝麻油适量，调成糊状。创面周围用75％酒精消毒后外用油膏，以1厘米厚覆盖创面并用纱布包扎，隔日换药。

（2）紫珠叶粉：紫珠味苦、辛，性温。将其叶研成粉，用细筛筛出，高温烘干，洒于创面包扎，每日或隔日换药。

（3）鸡蛋清：将鸡蛋清涂于创面，稍干后连涂 3～5 次至表面形成薄膜，如创面干燥无渗液，可不必换药，可保护创面，抑制渗出。

（4）橘皮液：以成熟、新鲜的橘皮洗净切碎，捣烂装入瓶中密封至液化成水样，一日数次涂于创面。

（5）蜂蜜：外用于创面，每日用 4～6 次，至创面形成薄而透明、不坚硬的蜜痂，避免局部受压。

（6）地白忍煎剂：地榆、白及、虎杖、忍冬藤各 500 g，黄连 100 g，加水 800 ml，熬至 4000 ml，过滤静置，药渣加水 5000 ml，熬至 2000 ml 过滤，两次滤液浓缩成糊状，加入适量冰片，外用于创面。

（7）南瓜瓤加穿心莲粉：创面洒穿心莲粉，将捣烂的南瓜瓤覆盖包扎，每天 2 次。

（8）枳香、黄蜡、铜绿、漳丹、铅粉、龙骨各 50 g，冰片 20 g，芝麻油 250 g。方法：将芝麻油在砂锅内文火加热，入枳香、黄蜡后再依次加入铜绿、漳丹、铅粉，加龙骨时砂锅离火，放在冷水盆中待无泡沫时继续加热，半小时撤火，40 分钟后入冰片成药膏，敷于伤面包扎，每日 1 次。

（9）酸枣树皮 1.5 g，黄柏 1.0 g，地榆 1.0 g，生甘草 1.0 g，研成粉，高温消毒后外用于创面。

烧伤后体液渗出是烧伤休克的主要原因，一般成人烧伤面积超过 20%、小儿超过 10% 即可发生。烧伤面积越大、越深，休克发生得越早、越重，主要原因是毛细血管通透性增高，细胞膜功能受损和低蛋白血症。体液丧失有一定的规律性，补液多少按烧伤面积、体重计算。必须指出，烧伤患者个体差异大，补液量不一致，应根据病情随时调整，监测尿量、神志、口渴、周围循环、血压和心率、有无血液浓缩、呼吸和其他生化指标。

烧伤的抗生素应用较为复杂，一般轻度烧伤可不用，大面积烧伤应及时应用，并根据细菌培养结果选用，切忌长期应用，同时应用抗真菌药和破伤风抗毒素。

烧伤创面处理的常用方法：①包扎疗法：适用于污染轻，四肢浅度、小面积及小儿烧伤清创后创面，放油纱布，也可用紫草油、红花油或红霉素软膏在创面与纱布之间外加 3～5 层吸水纱布，由远端开始均匀加压包扎，伤后 1～2 周换药。②暴露疗法：适用于头面部、会阴部及大面积烧伤，清创后外用聚维酮碘（碘伏）、碘酊、磺胺嘧啶银等，保持室温 30～32℃、湿度 40％，定时更换体位，远红外线烤灯可保持创面干燥，防止痂下感染。较深创面应及早去除坏死组织并进行手术植皮。

对局限痂皮可于伤后早期一次全部去除，大面积烧伤待休克稳定后 3～5 天手术，再次去痂 20％左右，如监护条件得当可一次切除 40％～50％的焦痂。

烧伤患者伤后食欲缺乏，摄入营养不足，大量的热量消耗和组织破坏极易使患者出现感染、创面不愈合、植皮失活等现象。烧伤后机体的主要代谢反应为：①分解代谢增强，产热过高，基础代谢率增加，大量水分蒸发；②负氮平衡及水、电解质紊乱，烧伤后超高代谢，蛋白质排出体外，平均每天多排 20～30 g 蛋白质，合并败血症时可高达 60～70 克/天；③脂肪分解增加，脂肪丢失可达 600 g 以上；④糖类代谢增加；⑤维生素 D、A、E、B_1、B_2、B_6、C 等从尿液和创面丢失。故对烧伤患者必须输全血，均衡、快速地补充高热量，给予高蛋白、多种维生素、矿物质等营养成分，其中蛋白质占 15％～20％，脂肪占 20％～30％，糖类占 55％～60％，补充途径以口服为主，必要时管饲，给予流质饮食。胃肠道补充难以满足营养需要时采用周围静脉或深静脉营养补给。

小儿烧伤创面处理基本和成人相同，但应尽量采用暴露疗法，包扎面积不宜过大，用药浓度不宜过高，以免药物吸收中毒。

（闫波）

冻伤的急救与自救

1. 概述　冻伤是寒冷地区中最常见的损伤，南方的冬季由于湿度大，加上保暖防护措施不力，也容易发生冻伤。据报道，在北极地区和其他寒冷地带获救的遇险者中，多数都有不同程度的冻伤。冻伤本身并不致命，但它往往可造成严重后果。有些遇险丧生的人，主要因为冻伤而失去行动能力，因而难以进行各种生存活动，最后因低温而死亡。

2. 发病原因　引起冻伤的原因很多，概括起来主要有以下几点：①寒冷：寒冷是发生冻伤的主要原因。严寒使皮肤温度降到-5℃以下，可造成冻伤。②潮湿：潮湿是促成或加重冻伤的一项重要因素。潮湿加速了热量的消耗，即使环境温度并不太低，但身体长时间暴露在潮湿的环境下亦会引起冻伤。③风：风对冻伤的发生有很大影响。风速越大，体表热量消耗也越多，也就越容易发生冻伤。④全身抵抗力低下，局部血液循环障碍，过去有冻伤病史，局部、长时间接触冷物等因素都容易导致冻伤。

3. 分类　冻伤分为局部冻伤和全身冻伤。而局部冻伤又分为冻结性冻伤和非冻结性冻伤两类。有时气温虽在 0℃ 以上，但由于湿度大、风速大、暴露时间长，也可造成冻伤，称为非冻结性冻伤。而大多数是因为严寒使皮肤温度降到－5℃以下，造成皮肤冻结而致冻伤。

4. 危害　皮肤组织在冻结时，由于细胞内形成水晶体，机械性的作用使细胞膜破坏和组织损伤。但在缓慢冻结时，水晶体多发生在细胞外，细胞冻结时也不一定造成细胞膜的破裂，主要是造成组织细胞的变性，这是因为细胞发生了一系列生理、生化的改变。细胞间液形成水晶体时，细胞间液内的钙离子被析出，细胞发生萎缩，细胞膜通透性增强，细胞脱水（肌细胞脱水达 78% 即造成损伤，而冻结时脱水可达 85%～90%），蛋白变性，同时使脱氧酶等的活性降低。因此，冻结时组织的损伤不仅仅是机械性的损伤，而且是伴随着细胞代谢的明显改变，代谢率可下降约 50%，因能量物质（如三磷腺苷等）的损失而造成组织的变性。

5. 冻伤的程度　目前临床上通常将局部冻伤根据组织受损的程度分为三度。Ⅰ度：损伤仅局限于皮肤的表皮层。表现为红或微紫红色，轻度肿胀，自觉灼痒与疼痛。Ⅱ度：损伤达皮肤的真皮层。表现除具有Ⅰ度的症状外，还出现浆液性水疱，疱液多为澄黄、透明，疱底呈鲜红色，痛觉过敏，触觉迟钝。Ⅲ度：损伤皮肤全层、皮下组织、肌肉乃至骨骼。表现为青紫、灰白、苍白甚至紫黑色，指（趾）甲为灰黑色。多数可见血疱，疱液为鲜红色或咖啡色，疱底呈灰白色或污秽色，有的亦出现浆液性水疱，严重者可无水疱发生。感觉迟钝或消失，渗出增加，皮肤温度降低。

6. 急救方法　冻伤一旦发生要及时治疗。轻度的冻伤只是局部发红、发痒，稍有肿胀，每天用温水（35～40℃）洗几次，洗时作轻轻地按摩，以促进局部的血液循环。按摩应由远端向近端。洗毕，用毛巾擦干，涂些冻疮膏，然后盖上棉花或其他的保暖物品，包扎的松紧度要适中，以免压迫局部的血管，影响肢体血液循环。

如果有水疱，不要弄破，需待其慢慢消退。

若水疱已破，可先用盐水或温开水将局部洗干净，然后把冻疮膏敷在伤口上，也可用碘伏纱布敷上包扎。

民间用一些中草药治疗轻度的冻伤，也有较好的疗效。冻伤未破可用文旦皮、生姜片摩擦患处，野桑枝熏蒸、浸泡患处，艾叶烟熏患处。冻伤已破的可选用老红辣椒（去子），放于铁锅内烤焦，研成细粉，掺敷伤口。也可将红辣椒粉加入香油调成糊剂，搽涂伤面。将马勃20 g、凡士林80 g调拌和匀，薄涂于伤面包扎好；将老丝瓜筋切碎炒枯，研细后外用。口服中草药有肉桂、附子、补骨脂、肉苁蓉、金银花、黄芪、党参、木通、茯苓、当归等。

严重的冻伤要积极抢救。首先将患者移到温暖的环境中。在搬动患者时要注意，因为在冻伤时其身体常呈僵硬甚至冻结状态，动作粗暴和用力过猛容易造成扭伤、组织断裂，应引起注意。

复温对严重冻伤者非常重要。一般对于青壮年、身体条件较好的患者，多采用快速复温法。即将患者放在38～43℃的温水中浸泡20～30分钟或更长时间，一直到甲床出现潮红，患者神志清醒后10分钟左右移出、擦干，用厚被继续保温。快速复温一般要求在医院或有医务人员在场时进行。对于年老体弱者用缓慢复温法，即把患者放在温暖的屋子里，用棉被裹身保暖，使体温逐渐上升。这种方法比较安全，但需时较长，发生并发症的机会也较多。如在现场无良好的医疗设施，而又没有医务人员，遇到全身冻伤的人，一般都采用缓慢复温法。当患者神志清醒后，应给其喝些热的饮料如姜糖水、浓茶水等，并让患者充分休息。有条件者，可内服温通血脉的中草药，如当归四逆汤等。

另外，民间有人用雪团揉搓冻伤部位，这种做法是不对的。因为这样会散发更多的体热，使冻伤加重。也有些人手脚冻伤后，就马上泡在很热的水中或者在火上烤，这样做也有害无益。因为受伤组织突然受热，容易发生皮肤起疱或坏死现象，又由于受冻很严重时，局部常常麻木而失去知觉，这时即使放在很烫的热水中也感觉不出来，容易造成烫伤。

（闫波）

毒蛇咬伤的急救与自救

1. 概述　毒蛇咬伤是我国南方农村、山区危害性较大的一种病害，严重者可致人死亡。

蛇类主要分布在热带、亚热带地区。据报道，在印度每年被毒蛇咬伤致死的就有数万人之多。我国每年被毒蛇咬伤的人也为数不少。

全世界的毒蛇约有 650 种，能致死的毒蛇约有 200 种。我国蛇类有 158 种，毒蛇 47 种，主要分布在长江以南及东南沿海一带，其中具有剧毒且能致死的约有 10 种。眼镜王蛇为最毒，其致死的死亡率最高。其他如眼镜蛇、银环蛇、金环蛇、五步蛇、蝮蛇、蝰蛇、烙铁头蛇、竹叶青蛇、海蛇等都有剧毒。

蛇类主要在地面上生活，大多数毒蛇喜爱在丘陵、山坡、坟地、田野、村边、灌木丛、小河边、池塘、山涧、溪边、石块堆等地活动或休息。蛇是冷血动物，炎热的季节是它最活跃的时候，因此在夏、秋季，人们到以上地方活动时要特别留意，防止被毒蛇咬伤。

毒蛇头部有毒腺（图 49），能产毒液。毒液经导管流入毒牙。毒牙有一个小沟或细管。毒蛇咬人，口一咬合，毒液被挤，就注入人体，同平时打针一样。毒液从伤口吸收进入淋巴管，再转入血液内，遍布全身。如果咬中血管，毒液直接入血，则症状出现得又快又猛。

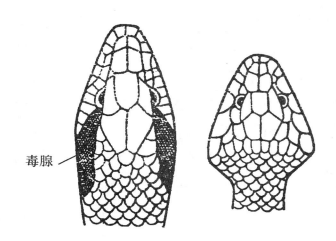

毒腺

图49　毒蛇（左）、无毒蛇（右）蛇头形状

2. 主要症状　毒蛇咬伤的症状主要是由毒蛇的毒腺中所分泌的一种蛇毒引起的。蛇毒的成分比较复杂，由蛋白质、多肽类和多种酶组成。将有毒成分按其作用机制和临床表现可归纳为两类：即损伤神经系统的神经毒素和损害血液循环系统的血液毒素。如兼有神经毒性和血液毒性则称为混合毒素。神经毒素可损害周围神经系统和中枢神经系统，尤其对人危害较大的是对周围神经中的神经肌肉所起的阻滞作用，引起横纹肌麻痹。因蛇毒对呼吸肌特别敏感，所以往往先累及呼吸肌，引起呼吸肌麻痹而导致呼吸停止。作用于中枢神经系统的蛇毒可引起全身发麻、头颈发硬、张口困难、呼吸困难，甚至休克、昏迷等症状。神经毒素对局部咬伤处作用不明显，仅有瘙痒、麻木感。所以，一旦被含有神经毒素的银环蛇、金环蛇、海蛇等咬伤，千万不能因为局部症状不重，思想麻痹而延误治疗。

血液毒素可损害凝血系统和心血管系统。五步蛇、竹叶青蛇、蝰蛇等的蛇毒为血液毒素。血液毒素对全身血管内皮细胞有很大的破坏作用，破坏组织及红细胞、白细胞，严重时造成溶血，损害心肌，造成循环障碍。血液毒素可引起口渴、恶心、全身酸痛、咽喉痛、寒战、发热、全身出血、休克或昏迷等症状。血液毒素对局部咬伤处作用明显，故局部症状较重。

混合毒素侵入人体后所表现的症状包括上述神经毒性和血液毒性两个方面，中医称为风火二毒。眼镜王蛇、眼镜蛇的蛇毒为混合毒素。其蛇毒对人体危害极大，全身及局部症状重，但引起死亡的原因主要以神经毒性为主。

3. 急救方法　被蛇咬伤多在仓促、惊恐中发生，往往很难辨别蛇的特征，难以判断是毒蛇还是无毒蛇。如果可疑，一律按照毒蛇咬伤处理最为安全。无毒蛇咬伤后局部症状轻，全身一般没什么症状。判断是否被毒蛇咬伤，了解以下几点非常重要：①首先要了解蛇咬伤后的时间，一般地说，毒蛇咬伤后 10 分钟至 2 小时就会出现全身症状。如果咬后时间已久，全身症状尚未出现，可能中毒症状轻微（但还不能大意），而全身症状出现得愈早，中毒也愈严重。不过，咬后不久，症状虽未出现，也不能轻视。②应该看一看咬伤的部位，这可以说明一些问题。蛇咬伤 3～5 分钟，伤处就有剧烈的疼痛（血液毒素引起的疼痛可越来越重）；过十几分钟，伤处迅速肿起（血液毒素引起的肿胀最明显，可比神经毒素的肿胀大 3～4 倍，并向上蔓延），摸上去较硬，有时一按就痛。在咬伤四周部位，有感觉麻木区（神经毒性）。无毒蛇咬伤的，多是先痛，经过十几分钟，逐渐减轻、消失。③观察蛇咬皮肤处的牙痕（图 50）。毒蛇咬伤后，常有 2 个、3 个或 4 个明显的齿咬痕变。有时有几个小牙痕，上面一个大牙痕。牙痕周围一按就痛，而且发硬。多半不出血，但也有出血不止的。时间稍久，牙痕可因肿胀融合在一起，皮色也转成青紫。无毒蛇咬后，牙痕只有排成椭圆形的小点，按压不痛，也不发硬；多半出血，但不久自止。

图50　毒蛇（上）、无毒蛇（下）咬伤牙痕

被毒蛇咬伤后应立即作急救处理。首先要保持镇静，立即坐下或卧倒，不应再走动，更不应快速奔跑，以防加速毒液的扩散。

被毒蛇咬伤，一般以四肢最多。立即用手帕、布条或撕下的衣服等止血。止血部位应在被咬肢体伤处上方5厘米为宜，主要用以阻断淋巴及静脉回流，避免蛇毒向近心端扩散或至其他部位。止血带不必勒得太紧，不要阻断动脉血流，即使伤口有少量出血也不要紧。扎好止血带，如发现指甲或趾甲发紫，四肢又紫又肿，比较严重的，可以在扎止血带1小时之后松一次，以后每隔半小时放松3～5分钟。止血带不能勒得过紧，时间也不能过长，防止肢体因缺血坏死而造成截肢，甚至危及生命，所以应该慎重。毒液已经去除，并用药之后，止血带方可解除。当伤肢给予有效的止血和制动后，如果有现成的冰块，可将其放置在伤口周围，能延缓、阻止蛇毒的吸收和扩散。一般止血带的应用和局部降温可持续48小时，因蛇毒进入体内后，大部分均在48小时内逐渐被分解，但主要还应由临床症状来决定。

去除蛇毒非常重要。毒蛇咬伤不久（5～10分钟内）可用盐水、温开水或清水冲洗伤口，将留在伤口表浅处的蛇毒冲走。用消毒药水如高锰酸钾溶液冲洗伤口最好。然后用消毒或清洁的刀片（刀片可泡在酒精中或在火上烧一下）在伤口上做十字切口，再在周围做几个小切口，使蛇毒能通畅地流出来。如无刀片，用三棱针或其他锐利器械挑破伤口，不必过深，以划破两个毒牙之间的皮肤使毒液流出为原则。

伤口扩大后，用手指从四周向伤口挤压毒液，至少20～30分钟，让伤口流出浅黄色清液或血水。如毒液不能通畅地流出，可用吸奶器或拔罐来吸毒。在野外如无条件，也可用嘴吸吮伤口将蛇毒吸出。由于唾液及蛋白酶能破坏毒素，所以只要吸后立即吐出，吸毕漱口，用嘴吸毒对吸吮者并无危害。如口腔、口唇破损或牙齿有病，则不能吸吮，以免蛇毒由这些破伤病灶处进入人体。不能应用吸吮排毒时，也有人用火焰来烧灼伤口，拿几根火柴头放在伤口内，然后点燃局部，用火烧来破坏蛇毒，消毒伤口。

早期紧急处理后，尽早使用解毒药。而最有效的药物是抗蛇毒血清，早期应用疗效显著。使用抗蛇毒血清也有一定的局限性，目前国内使用的抗蛇毒血清均为单价的，只对同一种类的毒蛇咬伤有效，故使用前必须弄清毒蛇的蛇种，同时还需做过敏试验。口服药片常用的有南通蛇药（季德胜蛇药）、上海蛇药、湛江蛇药等。伤后立即服南通蛇药（10～20 片）或其他蛇药（按说明服用），距离伤口四周 2～3 厘米处的皮肤，涂南通蛇药 5 片（用温开水或唾液先化开），此药不宜进入伤口。我国民间应用中草药治疗蛇伤也有一定疗效。常用的中草药有半边莲、半枝莲、七叶一枝花、东风菜、鬼针草、徐长卿、白花蛇舌草、蛇莓、木芙蓉、佛甲草等。可就地取材，选一至数种，等量，洗净捣烂取汁，每次口服 40～50 ml，每日服 4～6 次，首次剂量加倍。药渣敷在伤口周围（不要盖住伤口）及肿胀部位，保持湿度，干后即换，一日数次。

被毒蛇咬伤经初步紧急处理后，应设法尽快送往医院做进一步治疗。

（闫波）

昆虫咬伤的急救与自救

1. 概述　能伤害人的昆虫种类多，常见的能叮咬人的昆虫有蚊、蠓、蚋、白蛉、蟑、虱、蚤、螨、臭虫、蜂、隐翅虫、毒毛虫等十多种。

2. 主要症状　昆虫种类不同，其侵害人体的方式也有所不同，加之每个人机体反应能力不一样，因此临床上所表现的症状也不完全一样，总的说来有如下特点：①发病多在夏秋潮湿季节，因为这时各种虫类活动频繁，皮肤外露的机会也较多。但也有些昆虫咬人不受季节限制。②昆虫咬伤皮肤后多会出现皮疹，常出现于头面、手、足等露出部位。皮疹的形态以水肿性丘疹、风团或斑块、瘀点、水疱为主，顶端常有虫咬的痕迹。③自觉症状各不相同，有人被叮咬后可不起任何反应，有的出现轻重不同的痒感，有的虫类叮咬后可引起刺痛、灼热、触痛或严重的全身反应。皮疹被搔抓破后可引起继发感染。④病程长短不一，有的症状可在数小时内消失，有的可持续数日。某些易感者或有过敏遗传体质的人，皮疹及其他症状常顽固不退。

下面将一些常见的昆虫咬人的特点进行介绍，以便于更好地防治：①蚊：蚊叮咬人是残忍的，它们死死地围绕人群叮咬。蚊叮咬后吸血，还要放毒，野蚊叮咬后可以形成血疱，奇痒难忍。蚊叮咬还可以传播疟疾、丝虫病和乙型脑炎等疾病。②蠓：老百姓将蠓称为"小咬"，其身体长度只有 1.3 mm，肉眼可以看到。它们成群成片，朝着人们迎面扑来，扑打也扑打不掉。人被其叮咬后，局部出现瘙痒性丘疹样小风团，奇痒难忍。它好叮咬人的小腿和耳廓。③蚋：多见于东北大森林，身体长 1.5～5 mm，叮咬并吸食人血。被叮咬者局部出现梭形风团，又痒又痛，可见出血性瘀点及红色丘疹。④白蛉：身体约长 4 mm，晚间出来咬人，常被人们疏忽。它叮人吸血，口吐唾液，被叮咬者局部见瘙痒性丘疹性风团。白蛉还可以传播黑热病。⑤蜱：老百姓称其为"草爬子"，生长在森林里。它叮咬人时吸血、放毒，被叮咬者身体局部见瘙痒性风团。蜱可以传播莱姆病。⑥虱：虱分为头虱、衣虱和阴虱，分别寄生在人的头皮、内衣和阴毛上，均以吸血为食，叮咬皮肤而引起皮炎、痒痛。⑦蚤：蚤有人蚤、犬蚤、鼠蚤之分，叮咬人的主要是人蚤，其唾液中含有毒汁，叮咬人后可引起风团样丘疹。
⑧螨：螨侵害皮肤可引起皮炎，称为螨虫皮炎，
又称谷痒症。螨寄生在农作物上，常见于接触
谷物、棉子的农民和搬运粮食的工人。在身体
的接触部位或露出部发生丘疹性荨麻疹样损害，
表现为黄豆至花生米大、纺锤形、质硬的红斑，
中央有米粒大丘疹，有剧烈的瘙痒。⑨蜂：它
叮咬人之后向人体内释放大量毒汁，虽只有一
个蜇咬口，却以它为中心发生大片极显著的潮
红、水肿、胀痛，如发生在眼周围，眼裂可被
封闭，在刺口处可见丘疹、水疱或结痂。蜜蜂
也咬蜇人，工蜂蜇人也会使人发生较严重的红、
肿、疼痛。⑩隐翅虫：属于甲虫的一种，它好
在晚间有灯亮的地方袭击人。若叮咬人时被拍
击打死，会放出体内强酸性的体液而使人发病。
病损为片状、长条状风团样皮炎，又痛又痒，较
重的患者可有发热、头痛、头晕、恶心、呕吐等
全身症状。⑪毒毛虫：夏季在树林或草地上常有
一些毒毛虫，它们的幼虫全身长有无数针状的毒
毛，与之直接或间接接触后能引起局部皮肤红肿
发炎，出现丘疹样荨麻疹，有痛痒感及触痛。

　3. 危害　昆虫叮咬人后又痛又痒，令患者
非抓不可，若将皮肤抓破，继发感染，可发生

脓疱病、毛囊炎、疖肿，少数继发溶血性链球菌感染，患者则可发生急性肾炎。属过敏体质的患者被昆虫叮咬后，反复搔抓，出现小丘疹，瘙痒更甚，称为单纯性痒疹。少数因反复搔抓，发生顽固难治的结节性痒疹。

4.急救方法　昆虫咬伤后应给予必要的治疗。局部清洁擦干后可外涂清凉油、风油精、酒精及消炎药膏，局部症状重者可用些弱效的激素霜（如丁酸氢化可的松乳膏）。蜜蜂蜇伤可用弱碱性溶液（3%氨水、肥皂水、3%碳酸氢钠）外敷，以中和酸性毒素。黄蜂蜇伤则用弱酸性溶液（醋、0.1%稀盐酸等）中和。伤处有继发感染者可使用抗生素。如咬伤较重，局部形成丘疹或风块，尤其过敏体质的患者，风块较大，红肿加重，可应用抗组胺药如苯海拉明25～50 mg、氯苯那敏4～8 mg 口服，每日3次。严重者尽快送往医院救治。

对昆虫咬伤应防重于治。首先是告诫人们在昆虫较多的地区活动时要穿长袖衣、长裤，防止被叮咬；其次是可在皮肤上涂驱虫、止痒剂，可用清凉油、风油精、炉甘石洗剂等外涂，并注意防止被水（汗水）冲掉；最重要的一点还是要搞好环境卫生，勤换、勤洗衣服，出太阳时好好晒一晒床单、凉席。地面上撒些石灰，杂草较多的地方可喷一些杀虫药，防止各种昆虫、寄生虫孳生。

（闫波）

淹溺的急救与自救

1. 基本概念　人体淹没于水或其他液体中，由于液体充塞于呼吸道及肺泡或反射性引起喉痉挛以致窒息和缺氧，从而引起临床死亡状态称作淹溺。

2. 分类

（1）淡水淹溺：一般落入内陆江河、游泳池、水井等，因大量淡水进入肺内，使血液稀释发生溶血，而大量钾离子释放，导致心室纤颤和窒息而死亡。

（2）咸水淹溺：指人在海水中淹溺，因咸水电解质含量比血浆高，使体内水分进入肺，导致肺水肿，溺水者因缺氧或循环衰竭而死亡。

3. 急救方法

（1）争分夺秒地使淹溺者脱水上岸。

（2）保持气道通畅，消除呼吸道内的污染杂物和残留积水，松解裤带，将舌头拉出口腔外。

（3）尽快让淹溺者肺内的水自然流出，有两种方法：一是救治者一腿跪地，一腿屈膝，将淹溺者腹部置于屈膝的腿上，使其头部下垂，按压其背部；二是抱住淹溺者双腿，将其腹部放在救治者肩上，来回颠簸走动。

（4）呼吸停止者，应立刻进行人工呼吸，这是现场抢救的关键措施。

（5）心搏停止者，应在人工呼吸的同时立即进行胸外心脏按压。

（姜正伟）

有害气体中毒的急救与自救

1. 天然气中毒的急救与自救

（1）中毒原因及危害：天然气的主要成分是甲烷、乙烷等低分子量的烷烃，此外还含有少量二氧化碳、硫化氢等。当天然气泄漏或燃烧不全时，其在空气中含量过高，氧气相对不足，可造成单纯性缺氧、窒息，发生中毒。

（2）中毒表现：表现为头晕、恶心、呕吐、乏力、嗜睡、昏迷、肌强直，并可合并脑水肿、肺水肿等。重者可遗留瘫痪或失语、智力改变。

（3）急救方法：①迅速脱离现场，移至新

鲜空气处吸氧。②尽快送到医院进行系统的急救治疗。

（4）预防措施：①室内燃烧注意通风。②定时检查燃气管道、器具，严防泄漏。

2. 液化石油气中毒的急救与自救

（1）中毒原因及危害：液化石油气是开采和炼制石油的副产品，为碳氢化合物，具有较强烈的麻醉作用，一般情况下对机体无影响，当空气中液化石油气含量过高时，可造成空气中氧气含量减低，使人窒息。

（2）中毒表现：出现头晕、乏力、恶心、呕吐、眼结膜充血，并有感觉障碍，如肢端麻木等。当吸入的浓度过高时，可立刻晕厥、昏迷。

（3）急救方法：①将中毒者搬离现场，松解衣带，吸氧。②呼吸、心搏停止者行胸外心脏按压、人工呼吸。

（4）预防措施：定期检查贮罐口及开关，防止泄漏。接触液化石油气时注意通风。

3. 一氧化碳中毒的急救与自救

（1）中毒原因及危害：一氧化碳为无色、无刺激性气体。凡含碳的物质在燃烧不全且室内通风不良的情况下，均可使室内一氧化碳积聚而造成中毒。一氧化碳中毒又称煤气中毒，冬季多见。

　　在正常情况下，血液中的血红蛋白将氧气携带至全身各组织、细胞，以供人体的正常生理活动需要。但一氧化碳与血红蛋白的亲和力比氧与血红蛋白的亲和力大 200～300 倍，而其与血红蛋白的解离速度又为氧合血红蛋白的 1/3600，因此，当一氧化碳被吸入后立即与血液中的血红蛋白结合，使其丧失携氧功能，从而造成急性缺氧血症，严重者可导致死亡或留有神经系统后遗症。

　　（2）中毒表现：轻者头痛、头晕、眼花、心慌、恶心、乏力，重者以上症状逐渐加重，颜面潮红、唇红、汗多、脉搏增快、躁动不安，渐渐进入昏迷状态。

　　（3）急救方法：①立即移至空气新鲜处，注意保暖，松解过紧的衣扣，持续吸氧。②严重者尽快送往有条件的医院进行高压氧等治疗，尽快纠正缺氧。

　　（4）预防措施：室内用火必须安装烟囱，注意开气窗通风。

　　4. 二氧化碳中毒的急救与自救

　　（1）中毒原因及危害：二氧化碳是无臭、无色的气体，高浓度时略带酸味，加压贮存于钢瓶中，放出时呈雪状固体，称为干冰。在仓库、地窖、煤窖、下水道等密闭处所或某些化工行业中可接触高浓度的二氧化碳，易发生中毒。

正常情况下，血液中的二氧化碳分压大于肺泡二氧化碳分压，因此血液中的二氧化碳可弥散入肺泡而排出。但当大气中存在高浓度二氧化碳时，内、外压力的改变使得血液中的二氧化碳不能弥散出，即可出现中毒反应，即神经系统先兴奋，后抑制，黏膜、血管明显充血，重则死亡。

（2）中毒表现：可有头痛、耳鸣、胸闷、气促、恶心、呕吐、乏力、眼结膜充血、视物不清。严重者心动过缓、呼吸困难、发绀、嗜睡或惊厥、昏迷，可合并肺水肿，甚至呼吸中枢麻痹而死亡。

（3）急救方法：①立即脱离二氧化碳高浓度环境，移至空气新鲜处，吸氧。②严重者尽快送往有条件的医院进行高压氧等系统救治。

（4）预防措施：①下地窖等密闭场所之前应通风或戴供氧防毒面具。②可做点灯试验，当空气中二氧化碳浓度大于1％时，灯焰即熄灭，说明人暂时不能进入该场所。

（闫波　姜正伟）

高原反应的急救与自救

1. 概述　在地形学上，凡地势高而地面比较平缓宽广，海拔在 500 米以上的地区称为高原。它以较大高度区别于平原，又以较大平缓地面和较小的起伏区别于山地。根据观察，高原的高度不同，对人体的影响也不一样。多数人上山或登高到海拔 3000 米时就会出现明显的症状和体征。因此，高山医学专家们把海拔 3000 米以上高度的地区称为高原。

据统计，世界上 3000 米以上地区的面积约为 270 万平方千米，几乎占地球大陆面积的 5%，其中将近一半位于南极洲。其余 25% 的高原地区常年覆盖着冰雪。只有很少 3000 米以上地区有人类生存。世界上约有 0.5% 的居民生活在 3000 米以上的高原地区。

我国是个多山的国家，高原、高山地区辽阔，面积约占全国总面积的 1/6。海拔 3000 米以上的高原主要是青海、西藏、四川西部、云南西北部。那里风光奇特、神妙，宛如神话世界。过去，由于交通不便，很少有人光顾，从而使它披上了一层神秘的面纱。近年来，随着改革开放和交通事业的迅速发展，到高原旅行游览的人日益增多，其中约75％的人会发生不同程度的高原反应，严重者可发展成为高山病。因此，了解高原反应的形成、预防和防止高山病的发生成为旅游爱好者和其他人群关注的话题。

高原反应是指短时间内由平原进入海拔3000米以上地区或由高原进入更高地区，而出现头昏、头痛、失眠、乏力、心悸、心率及呼吸加快，重者有食欲缺乏、恶心、呕吐、面部水肿、口唇轻度发绀、手足发麻等改变。

2. 危害　高原的自然条件和平原不同，对人体产生影响的因素很多，主要是低气压、缺氧、寒冷、干燥和强光等几个方面。

在人类居住的地球周围，包绕着一个很厚的大气层，这个大气层对地面上的一切物体都具有一定的压力。经科学家测定，当气温在0℃时，海平面的压力为760 mmHg，这就是1个大气压。随着高度的不同，气压也不一样，海拔越高，压力就越低。在海拔5308米高度时，大气压降低到海平面的一半，即380 mmHg，氧分压降到80 mmHg。因此，人进入高原后，吸入的空气中氧分压降低，肺泡氧分压、动脉血中氧分压、血氧饱和度均随之降低。因血氧含量降低，它带给全身组织的氧气也相应减少，从而影响有氧代谢的正常进行，机体呈现缺氧状态。

高原寒冷是仅次于缺氧的对人体影响较大的另一个自然因素。海拔愈高，气温愈低，海拔每升高 1000 米，气温下降 6℃ 左右。而且，高原气候多变，日温差较大，可谓"早穿棉，午穿纱，七月酷暑飘雪花"。在低温条件下，机体为了保持正常体温，一方面力求减少热量的消耗，停止出汗，皮肤血管开始扩张，以增加血流来温暖受冻的皮肤。当寒冷再度加重时，则血管收缩，皮肤苍白，起"鸡皮疙瘩"，使血液减少与体表寒冷部分的接触面积，以保持体温。另一方面，体内代谢加强，出现不自主的颤抖，以产生较多的热量。但是，机体自身的体温调节功能是有限的，而且高原风速大，多风，增加人体对流散热，有加剧寒冷的作用。

在海拔 3000 米高度处，空气中的水分仅为平原的 1/3。空气干燥也是高原影响人体的一个因素。由于大气压低、干燥、风大，体内水分极易散发。干燥和寒冷同时作用于人体时，皮肤血管收缩，皮脂腺分泌功能下降，皮肤容易发生皲裂。空气相对湿度低，加上肺通气量增大，使鼻黏膜干燥，鼻腔容易出血。还有些人在高原时间长了，发生反甲（指甲凹陷症）。

高原紫外线照射要比平原强得多。在海拔4000米的高原上，紫外线放射量增加2.5倍。若在雪地，紫外线经过反射，更加强烈。过强的紫外线照射可能引起光照性皮炎，皮肤出现红斑、脱发、瘙痒、水疱等症状。强烈的紫外线若作用于中枢神经系统，可引起头痛、体温升高等症状。

3. 急救方法　高原反应一般不需治疗，适应后症状自行消失。如果头痛可服用阿咖片（止痛片）。个别症状严重者，经过吸氧治疗，反应症状会显著减轻或消退。对于高原昏迷，尤其是高原肺水肿患者，条件允许时应以最快的速度转移到低海拔地区，或送到有条件的医院进一步诊治。

目前发现硝苯地平对高原肺水肿有预防和治疗作用。地塞米松治疗急性高山病有效，对早期肺水肿也有效，常用5～10 mg静脉滴注。吸氧能有效治疗高原肺水肿和不严重的急性高山病，但对脑水肿效果不好。几种便携式的高压氧舱在治疗高原反应中很有用，这些都是不透气的包，可以完全罩住患者，然后充气到一定压力，一般比周围大气压高得多，以此造成生理上"海拔下降"的治疗效果。

4. 预防措施　人体对高原的适应受健康状

况、年龄、体质、饮食、登山季节、升高速度、劳动强度等多种因素影响，如能充分注意到这些因素的作用，并采取相应的措施，将有利于生理代偿功能的充分发挥，更快地适应高原环境。因此，欲去高原旅行或工作者应认真地做一次体检，因为患有某些疾病的人是不可去的，如器质性心脏病、脑血管疾病、伴有肺功能障碍的各种呼吸系统疾病、高血压、胃肠道疾病、血液病、神经与精神性疾病、严重的慢性病等。

欲到高原去工作或观光的人，必须首先了解有关高原环境、特点和医疗保健知识，消除恐惧心理和紧张心态，增强自信心，学会适应性锻炼方法，切实做好适应性锻炼。在进入高原前到达海拔 2000～2500 米处时，要住宿 15 天左右，做些阶梯式的适应性锻炼，如登山、长跑、负荷走等，以增加肺活量和增强适应能力。据报道适应性锻练一个月后，可使急性高原反应的发生率下降 50% 以上。

进入高原地区后应注意防寒、保暖，多饮水，多吃含糖食物，以高糖、高蛋白食物为佳，有利于克服低气压的不良作用。禁烟酒，以免增加热量散发，并积极预防呼吸道感染。

近年发现药物有一定的预防作用，中药尤

其对预防高原反应有较好的效果，可在进入高原途中服用，如复方丹参片，每天 2 次，每次 2～4 片。西药乙酰唑胺能改善换气，可在进入高原前 12～24 小时服用。

（闫波　朱凤英）

减压病的急救与自救

1. 概述　减压病是人体在高压环境工作一定时间后，转向正常气压时，由于外界压力减速太快所引起的全身性疾病，又分为潜水减压病、高空减压病及沉箱减压病，是潜水、高气压作业人员最常见的职业病。

国内随着沿海地区潜水捕捞业的兴起，国际上随着参加潜水运动和娱乐活动人员的逐渐增多及航空事业的飞速发展，减压病的发生率呈现出逐年增高的趋势。

2. 发病原因　发病的根本原因主要是违反减压规则，也有少数是由于操作人员减压知识缺乏和重视程度不够所造成的。如当潜水员、浮水作业人员或乘坐座舱不密闭的飞机快速升到 8000 米高度时，由于环境压力增加，较多的氮气溶解在组织及血液中。若减压过快，人体组织和血液中溶解的氮气游离为气体，形成气泡，致使在肺静脉、脊髓等中形成气栓而造成减压病。症状与体征大多数（90％以上）发生在减压结束之后，其严重程度取决于体内气泡的体积、数量、所在部位和持续时间等。因气泡可发生于机体任何部位，有些气泡还可能移动，因此，临床表现呈多样化和复杂化，重者可瘫痪、休克以至死亡。血液循环中有大量气体，可使脉搏增快、皮肤黏膜发绀等。大量气体在肺小动脉及毛细血管内，可引起肺栓塞或肺水肿。

3. 主要症状　主要通过病史、临床症状、体征和必要的辅助检查，可确定本病。通常情况下，减压愈快、幅度愈大，症状出现得愈早，病情愈重。绝大多数症状发生在减压后 1～2 小时。据统计，从出水后到最初症状出现的间隔时间，30 分钟以内者占 50％，1 小时以内者占 85％，3 小时以内者占 95％，6 小时以内者占 99％。因此，减压人员在出水后 6 小时以内应注意观察，以便早期发现，及时处理。其临床表现为，轻者由于气泡刺激皮下神经末梢及汗腺，因此有皮痒、灼热、蚁走感；重者发生气体血管栓塞，同时出现皮下气肿，皮下呈青紫或大理石样斑纹，肌肉酸痛、刺痛，关节疼痛等。严重时，肢体活动受限，常保持在弯曲体位，称为"屈肢征"。个别患者还可出现骨质无菌坏死。相当一部分病情严重者发生头痛、眩晕、呕吐、偏瘫、昏迷、咳嗽、胸痛、呼吸困难、肺栓塞、肺水肿等。慢性减压病主要表现为下肢麻木、感觉迟钝、骨关节坏死变形，甚至关节僵直。

4. 急救方法　目前一致公认，加压治疗仍然是减压病最有效、最根本的病因治疗措施。所有急性减压病，均应迅速送入加压舱中，逐步升高舱内压力至原工作环境的压力水平，至少停留2～3小时，待症状缓解或消失后，再逐步减压出舱。若症状复发，应立即再次加压治疗。加压过程中辅以吸氧、热敷，并给予输液或热饮料。

一般减压病，只要治疗及时，方案选用正确，大多数可一次性治愈；重者需到医院进行系统的救治。

5. 预防措施　为了预防减压病的发生，在高压环境工作的人员必须严格把好体检关，有下述情况者不能参加高压环境工作：上呼吸道慢性炎症、鼓膜破裂、慢性肺部疾患、心脏病、癫痫、严重听觉或视觉功能不良、糖尿病、精神病、疝气等。

预防主要在于平时加强身体锻炼，学习必要的健康卫生学知识，提高机体对高压的适应性，尽量缩短工作时间，延长减压时间，切实遵守高压环境工作操作规范，严格按正确的方法和方案减压，切实防止气泡形成的可能，这是预防减压病的根本方法。

近年美国阿姆斯特朗高空减压病实验室的研究表明，在吸氧排氮期间给予一定的体力负荷，可提高排氮效果，有助于防止高空减压病的发生。

（闫波　朱凤英）

晕动病的急救与自救

1. 概述　乘坐车、船、飞机受到摇摆、颠簸等刺激，引起前庭-自主神经功能紊乱而产生的一系列症状，称为晕动病。

晕动病是一种因耳迷路受刺激引起的反射性、自主神经性综合征；眼、耳蜗、肌肉、嗅觉和心理因素也起着一定的作用。动物实验证明，去掉耳迷路以后就不会发生晕动病。晕动病主要起源于耳石，所以平卧、头部放低就可以使症状减轻，因为此时耳石处于兴奋性最小的位置上。个体对运动的敏感性差异很大，有人很敏感，有人则不敏感，妇女较男子易于发病。2岁以下小儿因耳迷路功能尚未健全，所以不患晕动病。老年人也不易患病，可能是神经系统应激能力减弱的缘故。经锻炼所获得的耐受性也因人而异，有人迅速获得耐受性，而有人则终生不能耐受。

环境中的不良刺激，如汽油味、噪声、闷热、身体虚弱、焦虑不安等可成为诱因，当耳迷路受到刺激过大，持续时间过长，或反复出现时，形成的过强刺激可引起前庭神经的过强兴奋而发生晕动病症状。

2. 发病阶段　发病一般可分为 3 个阶段：

（1）前驱期。主要是精神症状，如疲倦、少言、感觉不适、焦虑不安；还可能有打呵欠、头痛、面色苍白、出汗、流涎等。这时如能平卧，使头部倒向后方，可能对晕船有效果。

（2）出现眩晕、呕吐。呕吐次数和内容物因人而异，严重的可呕出胆汁。脉搏和血压的变化差别也较大。

（3）继续发生恶心、间歇性的呕吐，但往往呕不出东西。可发生晕厥、虚脱，身体处于虚弱状态，对周围事物漠不关心。

有时发病可能很突然，说话间就吐起来。3 个阶段的症状也不依次序，但在停止刺激后，症状就可逐渐缓解或消失。

3. 急救方法　治疗可用茶苯海明 25～50 mg，

每日 3 次，口服；或东莨菪碱 0.3～0.6 mg，每日 3 次，口服。副作用有口干、嗜睡、视物模糊。青光眼患者禁用。也可用甲氧氯普胺 10～20 mg，每日 3 次。前两种药物在启程前 1 小时服用，比发病后再服效果要好。

4. 预防措施　应在旅途中取头低平卧或仰卧位，可使头部症状减轻。尽量限制头部活动，尽可能固定头部，如靠在椅背上，避免摇动。合理地利用视觉，可以减少晕动病的发生率。在乘坐车、船时眺望远方地平线，或看东西固定在一点上，有助于减少晕动病的发生。如果条件不许可眺望远处，而近处视野内的物体又在移动，则应闭目并固定头部。船、车内应注意环境卫生，空气新鲜，无不良气味；易患晕动病者，平时应参加体育锻炼，以增强前庭器官对运动的适应能力。

（朱凤英）

食管异物的急救与自救

1. 概述　食管异物是指异物误堵食管，为食管的常见疾病，半数以上发生于 10 岁以下的儿童，常见的是咽喉异物。

人的整条食管并非同样粗细，有三个狭窄部

位，其中有两处特别狭窄，一处在高位，即咽与食管相续处，另一处在进入胃的上方，即食管穿膈肌的食管裂孔处。异物多半堵在这两个位置。

各种食物、骨类、果核、硬币以及玩具等凡能进入口腔者都可能成为异物，多在进食中发生。最常见的为鱼刺、碎骨，或夹杂在饭菜中的木片、竹签等。在儿童中最常见的为小玩具、笔套、果核等。幼儿磨牙不全，未经很好地咀嚼的食物或进食时由于哭闹说笑囫囵吞下梗于食管的食物也能成为异物。

2. 主要症状　食管异物的主要症状为吞咽不适。异物偶然进入食管，一般开始都有气哽，继之有异物梗在食管中的感觉，如异物在颈部食管则症状更明显，胸部食管异物常有胸骨后异物阻塞感及隐痛，有程度不同的吞咽困难、食管堵塞、异物刺激分泌增多，而导致涎液明显增多。异物嵌于食管上段压迫气管后壁，可发生呼吸困难。食管上段的异物刺激气管，食管上段堵塞分泌物逆流入气道，长期存留异物并发气管食管瘘。这些都是引起咳嗽的常见原因。

被卡住的食物在几个小时到一天内就可出现水肿、糜烂，少数出血穿孔，产生食管周围炎、纵隔炎、纵隔脓肿，带尖刺的异物偶尔穿入邻近的大血管、心包和肺而引起严重后果。

3. 急救方法　食管异物均应尽早取出，希望通过吞咽饭团或其他食物将异物压下是很危险的，可以促使嵌顿或食管外伤和穿孔。嵌顿于咽喉部的异物如不及时取出，可以窒息致死。应立即用汤匙或牙刷柄压住患者舌头的前半部分，在亮光下仔细察看舌根部、扁桃体、咽后壁等，尽可能发现异物，再用镊子或筷子夹出。如患者咽部反射强烈、恶心剧烈而难以配合时，则让患者作哈气动作，以减轻不适。

如果是鱼刺卡在咽喉，也可用下列方法软化骨刺：①威灵仙 10 g，乌梅 3 个，食醋少许，煎汤，频繁缓缓咽下。②将橙皮切成小块，口含慢慢吞下。③维生素 C 片含化 2 片，徐徐咽下。

如果上述方法无效，或吞咽后胸骨后疼痛，说明异物在食管内，对这样的患者，一定要让他安静，尽量减少恶心、呕吐，以免引起尖锐的异物误刺入心脏，另外应当禁食，并迅速送往有条件的医院，用食管镜将异物取出，千万不要在家自行处理或任其发展。对于进入胃内的异物，小的、圆的可随粪便排出，对于大的异物不应服泻药，以免造成肠梗阻或穿孔，而应手术治疗。

（闫波　张海滨）

胃肠异物的急救与自救

1. 概述　异物经口摄入胃肠道的原因是多种多样的，除各种有意摄入因素外，无意不慎误入常发生在年幼无知的儿童、感觉迟钝的老人、精神病患者、酗酒中毒者、异食癖患者以及口腔黏膜病或视力障碍者，尤其多发生在儿童。儿童在日常生活中能遇到的各种细小的物件都可能被吞咽入胃肠内，如纽扣、别针、徽章、钱币、小石子、钢珠、假牙、戒指、各种小玩具等。另一类为某种食物，既不能被消化，又不能及时通过幽门，在胃内滞留聚结成团块，或与胃黏膜凝结成硬块，也称为胃石。胃内结块（胃石）根据其成分不同，可分为植物性胃石、动物性胃石、药物性胃石、混合性胃石。

2. 主要症状　误吞异物后，临床表现以上腹部轻微隐痛、不适最多见，其次伴有恶心、呕吐、呕血、黑便。如出现突发剧烈腹痛和腹膜炎体征，应考虑异物已导致穿孔发生。胃内结块的腹部症状可有可无，有的上腹部可触及可移动块物，常见并发症有幽门梗阻、溃疡和出血。

3. 急救方法　仔细询问病史和进行体检，

了解摄入异物的时间、数量、大小、性状、摄入异物后的症状和体征以及异物是否已经随粪便排出体外，对确定诊断、评估预后、判断是否合并胃肠道损伤和决定治疗措施都很有帮助，大多数患者能真实地自述或他人代诉所吞入异物的时间、性状、数量等，但儿童、老年人及精神异常者不能清楚地自述病史，想自杀的患者往往会隐瞒异物摄入或否认他人代诉的病史，另外还有些人，出于不同目的谎称或夸大病史，这些都造成了医生判断的困难。

到医院进行 X 线检查是异物诊断或定位的主要措施，凡有异物摄入史和初步诊断为胃肠异物者，均应及时进行 X 线检查。金属异物 X 线检查可清楚地显示出异物的大小、形态、数量及位置，并可动态观察其运行情况，供诊断和治疗参考。但也应注意较小而细的金属异物因透视而易漏诊，应常规拍胸腹片，以发现停留或嵌顿于食管或贲门处的异物。

胃肠异物的治疗是采用积极手术治疗还是以保守治疗各家意见不一，因为人体的胃肠道有很强的异物排出能力，吞入胃肠道内的异物 80% 以上能够顺利排出体外，并且无胃肠道损伤，至于异物能否顺利排出体外，还要通过异物的形态、长度、锐钝，以及异物在胃肠道移行的情况和患者胃肠道的生理状态或病理改变全面分析。如果误吞的是圆形无尖角的金属，一般不必担心，吞入的东西1～2天后自然会随粪便排出；如果误吞的是有锐角的金属，如针、铁钉等，因其可刺入肠壁，应予以足够的重视。首先让患者安静平卧，从精神上安慰患者无须紧张，必要时可少量服用镇静药。给以半流质饮食或半量普食，可进食粗纤维食物如芹菜、韭菜等，有助异物排出。口服少量液状石蜡（5 ml，每日3次）、甲氧氯普胺（胃复安）、普鲁本辛解痉镇痛。口服抗生素或静脉滴注抗生素。少数患者可服用泻药以加速异物排出，但不可滥用泻药，以免扰乱胃肠道的正常功能和异物运行的自然过程，可能反而增加异物对胃肠道损害的危险性。另外切忌按压腹部，以免异物刺入或刺穿肠壁。

在保守治疗观察期间，应反复到医院进行X线检查，认真检查粪便，核对异物件数，观察患者的病情变化，以了解异物运行情况，确定异物是否已经排出体外和及早发现可能发生的胃肠道损伤。

如果出现以下情况应适时手术取出异物：

①异物已经造成胃肠道穿孔、出血、梗阻等。②异物嵌顿于某处，反复 X 线检查 3 天以上仍无位置改变。③有腹膜炎体征。④摄入异物长、大、数量多、尖锐，估计难以通过胃肠道并可能造成胃肠道损害者。⑤胃肠道有病变者如十二指肠球部溃疡、回盲部肿瘤、粘连性肠梗阻、狭窄等有碍异物排出和易于导致胃肠道损害的危险因素者。而对胃内结石，可采用 X 线钡餐检查、胃镜检查，现在都把胃镜检查作为首选的诊断手段。治疗上可从腹壁外用手按摩、挤压，使结块破碎，或通过胃镜活检钳将结块捣碎。形成时间短的胃石，可用胃镜圈套器将胃石绞碎。有条件的医院也可用激光或体外冲击波治疗。胃石破碎后可配合洗胃或给予泻药促其排出。

治疗胃石的药物有口服番木瓜酶、纤维素酶等，但疗效都不肯定。

（闫波　张海滨）

眼部异物的急救与自救

1. 结膜异物　结膜异物常贴于上睑结膜上，多见于睑板下沟处，检查时必须充分暴露穹窿部，以免漏诊。

常见的细小异物如灰尘、细砂、睫毛黏附于球结膜或睑结膜表面者，一般可滴 1～2 滴 0.5%～1% 丁卡因表面麻醉，用蘸湿的生理盐水棉签轻轻擦去即可。异物较多时，可用生理盐水冲洗结膜囊，以清除异物。必要时也可用镊子、异物针、注射针头等将异物取出。因爆炸伤引起的火药微粒、细砂等钻入结膜下者，若不引起眼的刺激症状（畏光、流泪、充血、疼痛）等可不必处理。较大的碎片引起眼刺激症状者，必须取出，必要时可于表面麻醉下行手术取异物，一般不用结膜下浸润麻醉，以避免因水肿而遮蔽异物，使术者无法准确判断。

异物取出后，应滴抗生素滴眼液并涂以眼膏预防感染，必要时予以包扎，次日换药，或口服、肌内注射抗生素。

2. 角膜异物　常见的角膜异物有各种金属碎片、细砂石、玻璃碎屑、粉尘、谷壳及小昆虫等。

角膜异物者，常有充血、流泪、畏光、异物感，严重者可引起角膜溃疡，常同时合并虹膜睫状体炎，若异物恰好在瞳孔区内，则可引起视力障碍。

检查时强激光斜照，可见异物嵌顿，异物

小者可用放大镜或裂隙灯检查。

有时查不到异物，但总是有刺激症状，是因为：①可能是异物损伤角膜后已脱落，如同时用荧光素染色，则仅可见绿染的伤痕。②异物已移位于上睑结膜、睑板下沟等处时，应注意翻转上睑检查。③异物可能细小、透明，如玻璃碴等，这种情况滴荧光素后，即可见角膜上皮损害区染色，并且表面粗糙，必要时用裂隙灯详细检查。

浅表异物，不论性质如何，都应取出，在瞳孔区域的，应特别注意避免损伤组织。包埋在间质内的多数异物，如炸药、石块、煤渣等可不取出，多量金属类异物可酌情取出，如无刺激症状，则不必勉强取出，以免角膜受损。

若异物的问题复杂，事先应有充分的准备，心中有数，不得盲目下手，没有把握的在基层卫生单位不要做，特别是细小的金属类异物或位置深者。部分已远离前房又必须将异物及时清除的患者应及时到有条件的医院进行检查处理。

角膜异物取出方法：患者仰卧，结膜囊内滴0.5％丁卡因表面麻醉药2～3次，叮嘱患者睁开双眼，固定注视某一目标，必要时用镊子或棉棒固定眼球，在良好的照明下取之。常用方法有：

（1）浅表角膜异物可用湿棉签拭除，擦除异物的方向，应从角膜中央向周边进行，这样可避免损伤中央角膜组织。

（2）嵌入角膜实质的异物，要用角膜异物针或皮下注射用的细针头剔除，操作时患者取仰卧位，术者用左手撑开患者上、下眼睑，右手持异物针，针尖从异物的边缘向下、向上挑取。

（3）如异物是铁屑，经剔除后，附近角膜组织中遗留有铁锈，因而延迟伤口愈合并引起刺激者，在去除异物后两天内可用角膜异物铲铲除，并涂抗生素眼膏，盖眼垫。如损伤面积较大，宜双眼同时涂抗生素眼膏，盖眼垫，以利创面修复。

取出异物后第二次换药，滴 1% 荧光素观察角膜是否染色，有无异物残留（如有异物可立即再次剔除），涂抗生素眼膏，一般角膜上皮可于 24 小时内修复，角膜荧光素即不再染色，如果仍有荧光素着染，眼部刺激症状明显，角膜混浊，则表示发生感染。可在表面麻醉下将抗生素注于结膜下或按角膜溃疡治疗。

对角膜异物患者，应警惕发生感染，必要时予以口服或肌内注射抗生素，同时要检查泪囊，一旦发现慢性泪囊炎，应行手术摘除泪囊，杜绝细菌来源。

浅表的角膜损伤局部切勿应用皮质激素以及过量的麻醉药，否则可导致病毒、真菌感染，延缓伤口愈合，并促使病情恶化。

3. 眼内异物　眼内异物是指金属等异物向眼球高速行进，穿透球壁进入眼内。通常在角膜或巩膜上可找到穿孔的伤口或瘢痕，也可借助放大镜或裂隙灯检查。寻找异物时可根据眼内组织的损伤部位在其径路上进行寻找，一般在径路的尽端或下方找到异物。根据异物的不同密度，X线下可将异物分为不透光性（如金属性异物）、半透光性和透光性（非金属性异物）等类型。

不管是什么性质的异物，原则上都应到医院眼科取出。

（闫波　刘挺）

鼻腔、外耳道异物的急救与自救

1. 鼻腔异物的急救与自救　儿童常在玩耍时或因好奇误将豆类、果核、纽扣、纸卷、石块等塞入鼻腔。如异物光滑，刺激性小，短期内可无症状；较大的如植物性异物，膨胀后可将鼻腔完全阻塞，影响鼻窦引流，可并发鼻窦炎，致流脓涕、头昏、头痛等。婴幼儿长期有鼻腔异物，可致患儿消瘦、发育不良。

一旦儿童误将各种异物不慎塞入鼻腔，家长不要惊慌，应迅速送往医院治疗。医生应细心检查并迅速将异物取出。首先要亲近患儿，消除患儿的恐惧心理，使患儿能够较好地配合治疗，然后令患儿坐在助手（家长或护士）的膝盖上，将其两腿挟于助手的双腿之间，以一手压住患儿的双手，另一只手环绕患儿额部，将头部固定于助手的肩部，以便医生仔细检查鼻腔，同时避免在取异物过程中损伤鼻腔黏膜。

根据病史和检查所见，多能正确估计异物的性质。可依其性质选择取异物的器械和方法。纸卷、棉球等软而扁平的异物，用镊子挟取即可成功；较大塑料玩具和纽扣，要用"扁平嘴"的钳子钳取；果核、小纽扣、豆类和滚珠异物可用钝头异物钩取之，将钝头异物钩自异物上方伸入，使翘头向下，自后向前轻轻带动异物。豆类、滚珠等圆形异物禁用镊子或钳子挟取，以免将其推向鼻腔深部，甚至坠入声门，带来危险。

有些儿童害怕家长训斥，隐瞒病史，日久被遗忘，等到出现单侧性鼻堵、鼻涕带血，甚至有臭味时方被发现。由于异物的长期刺激，患侧鼻前庭皮肤常有红肿，鼻腔内有较多的脓性分泌物，黏膜肿胀，使异物包埋在黏膜与分泌物中，界限不清。应首先抽吸鼻腔分泌物，继之用1％麻黄碱溶液喷鼻，待看清异物后再用上述方法取出。取出异物后可给予麻黄碱滴鼻，5岁以下的患儿用0.5％麻黄碱溶液即可。

一般钩取或钳取异物时不作麻醉，但少数患儿经过家长与医生的耐心说服仍不能配合治疗或异物过大取出确有困难时，可用滴有乙醚或氯仿的棉球塞入前鼻孔内数分钟后使其麻醉，然后用鼻镊取出。

除用鼻镊取出鼻腔异物外，还有人用口对鼻腔吹气法和中药皂荚粉排除鼻腔异物。

在农村，儿童不慎将豆类、玉米粒等异物误入鼻腔，由于儿童不合作，用镊子夹出异物困难，有人采用经口吹气法，可吹出鼻腔的异物，患儿毫无痛苦，即一人抱住患儿，使患儿头部、四肢不乱动，术者用食指顺患小鼻中隔方向压健侧鼻翼，不让鼻孔漏气，同时经口对患儿口腔吹气，轻轻吹几下即可将鼻腔异物吹出，如轻吹不出，则可稍用力吹，即可吹出。

中药皂荚粉排除鼻腔异物的方法是指利用

皂荚粉有刺激鼻腔黏膜诱发喷嚏的作用将异物从鼻腔中排出。方法是将皂荚研成细粉末，吹进有异物的鼻腔内，1～2分钟后则诱发强烈喷嚏，异物则同时被喷出，此法经济、简便，患儿无痛苦。

以上两种方法只试用于豆类、玉米粒等异物误入鼻腔的患儿，如果异物吹不出或不被喷出，应尽快送往有条件的医院耳鼻喉科，让专科医生处理，不可盲目自行处理，以免造成不良后果。

2. 外耳道异物的急救与自救　外耳道异物多因儿童玩耍时将花生、豆类、果核、玻璃珠等异物塞入外耳道所致，在夏季夜间昆虫也可侵入外耳道，或有外伤、爆炸异物溅入耳内。

根据异物大小、种类、形状的不同，可有相应的症状，小而光滑且无刺激的异物可长时间没有症状，较大异物阻塞外耳道可产生听力障碍，锐利异物可引起疼痛，甚至损伤耳道及鼓膜，活的昆虫进入耳内可有明显耳痛，耳内响动，难以忍受。检查耳道时多可明显见到异物。

异物进入外耳道，切不可用耳勺等尖锐物品伸入耳内掏挖，以免异物越陷越深，刺伤耳膜，引起严重后果。如小虫进入耳内，可用电灯（或手电筒）靠近耳朵照射外耳道，虫子喜光，会顺着光线爬出来。也可将卫生香的烟徐徐吹入耳内，虫子就会自动爬出，或用植物油、酒精滴入耳内，使昆虫溺死，再用耳镊取出。如果水液进入耳内，可用脱脂棉球将耳内水液吸出，也可让进水一侧的耳道向下，单脚跳跃，水液即可流出。如果是小豆粒、小弹丸之类的东西进入耳内，可将身体弯向有异物的耳朵一侧，单脚跳跃，直至异物掉出。如仍不能掉出，应到医院作专科处理，取出异物（图 51）。儿童哭闹，或合并感染、异物取出困难时，可在强化或全身麻醉下取出异物。

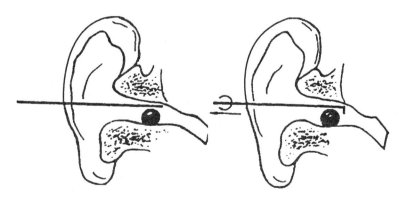

a. 耵聍钩平入　　b. 超过耵聍后耵聍钩右旋

图 51　应用耵聍钩取出外耳道异物

（闫波　刘挺）

折针与扎刺的急救与自救

1. 折针的急救与自救　医护人员在给患者进行肌内注射过程中由于各种原因不慎将注射针头折断，这种现象称为折针。

发生折针的原因主要有：①注射前未按操作规程细心检查针头，发生折针的针往往针尖钝、带钩、变形或折断处有陈旧性折痕。②操作姿势不当。往往是操作者站的位置不妥，进针角度不对，操作不准确。③肌内注射时小儿不合作。由于小儿哭闹、扭动，从而造成折针。④肌肉强烈收缩。

臀部肌内注射时不慎折针者并不少见，有时断针后由于医务人员、患者及家属惊慌，盲目进行局部挤压，再加患者往往缺乏思想准备，全身处于紧张状态，患者臀肌的强烈收缩活动使断针进入深部和移位，使取出发生困难，因此，当发生臀部肌内注射折针时，切忌用手去挤和拔。

一旦发生折针，医务人员、患者及家属不要惊慌，要保持镇静，应嘱患者保持原位不动，让肌肉放松，不要用手指去掐针体，因为针细，露出部不多，手指不但掐不住针体，反而将断针推向深部。断针另有一小点露在皮外，应取尖头止血钳或镊子小心夹住断针露出部，然后再轻轻拔出。

若未能取出或针已深入，则应到有 X 线设备的医院作定位后再行切取术，切勿盲目乱找，以免过于损伤组织。

臀部断针，虽然原则上应当取出，但对一些部位较深而无症状的断针患者，可以不必急于去取。断针不会像传说的那样顺着血流进入心脏，可待其将来位置固定、形成一个异物硬结时再取，就比较安全和容易成功。

预防折针主要在于：①操作者必须掌握肌内注射的操作规程，认真检查注射器械，注意针头是否锋利，针头根部是否有折痕、漏气、漏液等。②掌握正确的肌内注射方法。③注射前摆好患儿的体位，按摩注射部位，使注射部位的肌肉放松，但应注意无菌操作。④对不同年龄的儿童采用不同的注射方法。⑤初学者一般要在上级医护人员指导下进行注射，严防单独操作。应避免非医务人员操作。

2. 扎刺的急救与自救　因外伤而进入软组织的异物称为扎刺。常见的扎刺物有木刺、铁屑、植物硬刺、缝针、玻璃片、竹木片、铅笔芯等。

　　进入软组织的异物须及时拔除，以免越扎越深。如扎刺较浅，可将伤口消毒，并用火焰消毒过的针或镊子将刺全部拔出，然后再消毒一次，包扎好。如刺扎得很深，并断在肉里，或是带泥土的刺，则需去医院手术处理，处理后注射破伤风抗毒素。

　　扎刺易引起伤口化脓，需注意消毒。如扎刺拔除后，局部仍红肿，且越来越厉害，并有疼痛、灼热等，说明伤口已有感染，除局部换药消毒外，还需口服或注射抗生素治疗。

（朱凤英）

运动损伤的急救与自救

　　1. 概述　　随着人们生活方式的不断改变，喜欢运动锻炼的人越来越多。但随之而来的各种运动损伤随时都可能发生。一旦身体受伤，如果早期能给予正确的急救处理，可大大减少以后的并发症，加快外伤的好转和愈合，使患者较快地恢复健康。若急救处理不当，轻者加重伤情，发生感染，延长治疗时间，增加患者的痛苦，重者则可能造成残废。运动损伤常见的有软组织损伤、关节脱位和骨折。

2. 种类与急救方法　软组织损伤的种类很多，概括地说，凡未触及骨组织的外伤，统称为软组织损伤，也是运动损伤最多见的一类。

（1）皮肤擦伤、撕裂伤及刺伤：以皮肤擦伤最常见，一般只伤及表皮及真皮层。伤后局部涂擦 2％的汞溴红（红汞）即可。但面部及关节附近的擦伤最好不用，因为在面部影响美观，关节附近的结痂在活动时容易再破裂，应清洗消毒后用油纱布或碘伏湿纱布覆盖。在擦伤中最严重也最不好处理的是"刺花"伤。这是由于摔伤时，小石子、煤渣、沙屑等脏东西嵌进皮肤内所致。这些东西不清除干净，可长在皮肤里，不仅影响美观，而且以后也不易清除。对这种"刺花"伤，一般宜到医院处理，尽可能在麻醉下用硬毛刷仔细地将这些小砂粒刷出，然后用油纱布包扎。撕裂伤、刺伤都伤及皮肤和皮下组织，处理时最好早期进行外科清创缝合，凡皮肤有开放损伤的都要注射破伤风抗毒素预防破伤风。

（2）软组织挫伤：软组织挫伤是由外力冲撞引起的组织结构损伤，但组织未发生断裂。由于挫伤的程度不同，又可出现以下两种情况：

①皮下血肿，易发生在大腿外侧及小腿前侧。伤后当时并不严重，往往在数小时或次日才出现一个大血包（皮下血肿）。血肿一旦出现则立即用粗针头抽吸干净，再用较厚的棉花、海绵、纱布等压迫包扎，并卧床休息，以防出血。②肌肉拉伤，易发生在大腿前面的股四头肌和小腿后侧的腓肠肌，主要是肌肉组织内出血和肌纤维断裂。轻者只是肌组织肿胀，不影响功能，休息2～3天就可逐渐恢复活动。重者则不然，往往肿胀越来越重，不能走路，疼痛难忍。如果再剧烈活动，就容易再伤或严重出血，而不得不用手术清除血肿。有些甚至还可以发生骨化性肌炎（肌肉里长出骨组织），严重者影响机体功能。因此，对较重的软组织挫伤应立即给予冷敷，压迫包扎，若有血肿要尽早抽吸。对于这种损伤，伤后千万不要急于运动，经卧床休息2周后再逐渐进行屈曲活动，逐渐增加活动量。严重的软组织挫伤，一般需要休息一个月或更长的时间。手指挫伤在体育锻炼中也比较常见。轻者只是关节肿胀、疼痛，重者可造成韧带损伤甚至断裂。手指挫伤后不应再继续运动，否则容易加重损伤。可用橡皮膏把伤指与其相邻的手指并排缠起来，以保护受伤的手

指关节，一般 2～3 周就可痊愈。如果侧方搬动时手指非常松弛，则说明韧带全部断裂，应到医院进一步治疗。

（3）关节扭伤：在关节扭伤中最常见的是踝关节和膝关节扭伤，而踝关节扭伤又最常见。由于解剖的原因，踝关节扭伤最常见的是内翻扭伤，即脚底向里扭转伤。踝关节内翻扭伤主要伤及踝关节外侧的三个韧带——距腓前韧带、距腓后韧带、跟腓韧带。轻者只是距腓前韧带挫伤，重者韧带部分断裂，甚至三个韧带全部断裂。扭伤后踝关节外侧很快肿胀，走路疼，不能内翻。检查时踝外侧有压痛、内翻痛。如果没有内翻松动或前后松动则说明韧带挫伤。可用棉花及绷带压迫包扎止血并外翻位固定。如有条件可压迫包扎后再用冰袋冷敷，以防出血肿胀。处理后抬高肢体休息 2～3 天，也可外用中草药。注意伤后 48 小时内不能热敷，因早期热敷可加重肿胀和出血。轻的扭伤 1～2 周后就可以活动了。如果有内翻或前后松动就说明外侧韧带断裂，除加压包扎外还应给予石膏托外翻固定 4 周再开始活动。

膝关节扭伤也较常见，膝关节是由股骨、胫骨和髌骨组成的，周围肌肉少，靠内外侧韧带和十字韧带保持关节的稳定。在胫骨和股骨之间有两个半月形的软骨垫，称为半月板。膝关节损伤时半月板可以单独损伤，也可与韧带同时损伤。最常见的是小腿外翻扭伤，受伤时膝关节局部突然疼痛，有时出现响声，随即不能运动。伤后应立即检查伸直位及半屈位侧方搬动是否松动及屈曲90°位有无前后错动。如有则说明韧带断裂，应压迫包扎后及时送医院治疗。如无松动及错动则可用棉花、绷带压迫包扎及冷敷止血后抬高患肢休息。如怀疑半月板损伤，3周后应再复查。半月板撕裂往往有特殊症状，就如自行车的滚珠碎了一样，有时可听见响声，有时可有"卡住"不能伸屈的感觉。半月板撕裂后多数需手术治愈，否则破碎了的半月板可将股骨、胫骨的关节面磨坏，引起关节疼痛。

　　发生关节脱位、骨折的运动损伤也不少见。关节脱位主要表现为受损伤关节肿胀、畸形，呈弹性固定，关节空虚，功能受限，活动时疼痛；骨折的主要表现有畸形、反常运动、骨擦音或骨擦感、疼痛、局部压痛、肿胀、功能障碍等。一旦发生关节脱位或骨折，不要随便强行复位，应就地取材给予固定后及时到医院治疗。

（刘挺）

游泳时遇到意外的急救与自救

水上自救：

1. 遇到意外要沉着镇静，不要惊慌，应当一面呼唤他人相助，一面设法自救。

2. 游泳发生"抽筋"时，如果离岸很近，应立即出水，到岸上进行按摩；如果离岸较远，可以采取仰游姿势，仰浮在水面上，尽量对"抽筋"的肢体进行牵引、按摩，以求缓解；如果自行救治不见效，就应尽量利用未"抽筋"的肢体划水靠岸。

3. 游泳遇到水草，应以仰泳的姿势从原路游回。万一被水草缠住，不要乱蹦乱蹬，应仰浮在水面上。一手划水，一手解开水草，然后以仰泳从原路游回。

4. 游泳时陷入漩涡，可以吸气后潜入水下，并用力向外游，待游出漩涡中心再浮出水面。

5. 游泳时如果出现体力不支、过度疲劳的情况，应停止游动，仰浮在水面上恢复体力，待体力恢复后及时返回岸上。

6. 不熟悉水性误入水者，可进行自救。首先，落水后不要慌张，应保持头脑清醒。方法是采取仰面位，头顶向后，口向上方，则口鼻可露出水面，此时就能进行呼吸。呼气宜浅，吸气宜深，则能使身体浮于水面，以待他人抢救。不可将手上举或挣扎，举手反而易使人下沉。

水上急救　如果你在水中，永远记住利用救生圈、救生衣或其他漂浮物。救护者应镇静，尽可能脱去衣裤，尤其要脱去鞋靴，迅速游到淹溺者附近。对筋疲力尽的淹溺者，救护者可从头部接近。对神志清醒的淹溺者，救护者应从背后接近，用一只手从背后抱住淹溺者的头颈，另一只手抓住淹溺者的手臂游向岸边。

如救护者游泳技术不熟练，则最好携带救生圈、木板或用小船进行救护，或投下绳索、竹竿等，使淹溺者握住后再拖带上岸。

施救时要注意，防止被淹溺者紧抱缠身而双双发生危险。如被抱住，应放手自沉，使淹溺者的手松开，再进行救护。

头及脊柱损伤淹溺者的抢救，在一般情况下，若未经过救护特殊训练，应遵循以下基本原则：①不要从水中移出受伤者；②保持患者背朝上浮起；③等待帮助；④始终保持头颈与背的水平一致；⑤在水中保持和支持气道通畅。

若在温暖浅水中发现无意识的淹溺者，不

要试图将其移出，因盲目移出反而会加重伤情。若其有呼吸，使其保持面部朝上的姿势，支持其背部而稳定头及颈部。若水太深、太冷或有潮流，或需进行心肺复苏术，则要将其从水中移出，以防止进一步损伤。在水中稳定淹溺者，并平稳仔细地移出淹溺者很重要。若无背板或其他硬支撑物可用作夹板，不要轻易将淹溺者从水中移出。很多淹溺者被发现时脸朝下浮起，必须翻转背部。

水上急救应该注意下列事项：①救护人员在入水前应观察好淹溺者的被淹地点、浮沉情况（或已昏迷下沉，或正在水中挣扎）。如果淹溺者落入静水，救护人员可以直接入水向淹溺者游去进行救护。如果淹溺者落在急流的江河中，救护人员应跑到淹溺者的斜前方入水，向淹溺者游去施救。②救护人员如果对水域情况不熟悉，切忌头先入水，最好采取两腿前后分开，两臂伸向两侧或前方的入水方法。③接近淹溺者时应用蛙泳，以便注视淹溺者的动作。当淹溺者正在挣扎时，救护人员不可迎面接近淹溺者，而应从背后去救护，以免被淹溺者抓住，发生危险。接近淹溺者后，先从背后将淹溺者托出水面，然后用侧泳或反蛙泳将淹溺者运到岸上，进行抢救。④救护人员不仅要掌握救人的技术，而且要掌握解脱的技术。⑤体温过低或溺水会很快出现，必须迅速采取行动，其他物品如冰桶可以用作临时漂浮物，如果吃水过多而无法呼吸，将其头后仰，捏住鼻子，掰开嘴深吸两口气，如果没用，再试一遍，可利用 Heimlich 手法帮助淹溺者排出吸入气道的水。⑥水上救人：应该使淹溺者呼吸道通畅——身体左倾，右腿前放，头靠在左臂上。有助于吐出吃进去的水。⑦如果要搜寻水中的淹溺者，应该有一个参照物，以确定没有迷失方向。生活是无法预测的，就像在这些情况中一样，危险会瞬间出现，安全必须是放在第一位的。

（王连馥）

车辆相关的急救与自救

1. 一条电线如果掉落到了你的车顶，不要靠近带电的车，不论看到电火花与否，立即拨打119。如果你在一辆带电的车里，最好的办法就是留在里面。如果你必须逃车以避免更多的危险，用尖锐的东西打碎车窗，比如你的皮带扣。当从车窗爬出去时，用脚垫保护以免受碎玻璃的伤害，记住在电线接触点的 7.5 米内都有电，跳得越远越好，落地时双脚并拢、双臂前伸，以保持平衡，小心慢步移动到 7.5 米外，双脚紧靠。

2. 车辆沉入水中时，应拨打 120 或 999。如果你决定营救，行动要迅速。落水的第一时间是最好的逃脱时机，如果已经打不开门了，就用触手可及的尖物砸碎车窗，拿一把工具、石块或其他一切可以打碎玻璃的东西。当水涌入到驾驶室时，保证安全带是扣住的，这样就不会被水流冲得远离逃生出口，需等水压平衡后才能打开车门，在此之前必须系好安全带。当水压平衡后，松开安全带，不要惊慌，可能要等水灌满车身之后才能打开车门。之后一旦水压平衡，立即解开安全带，开门游出。

可能要等水灌满车身之后才能打开车门，将落水者救出。如果被你营救的人不会游泳，首先得做好自我保护，用你的双脚或救生圈与他们保持距离，直到他们冷静下来让你帮助他们为止。如果你要进入水下的车舱当中，充分利用已有的通道和气舱。昏迷或者惊慌总是会使情况更加棘手，在这时候就需要冷静思考、果断行动并知道该做什么。在有水的情况下，逃生会更加困难。

3. 刹车失灵时，不要熄灭引擎，否则，方向盘会锁死。在高速公路行驶时，不要退档也不要用手刹，这样容易使传动失灵，汽车失控。如果车速超过每小时 30 千米，尽量让车走"Z"字形路线，可以增加轮胎与地面的摩擦；可用土堆、碎石、护栏，甚至可以把车开到路旁的灌木丛来减速。无论你做什么都不要慌张，记住这些技巧都可让你的车慢下来，也许可以救你一命。

4. 你的车在沙漠中突然坏了时，要拨打 110 求救。不要弃车，与车在一起被发现的几率，远远大于独自一人在沙漠里行走。千万不要用宝贵的饮用水去冷却引擎，尽量为自己和家人储存饮用水。随机应变地把车牌等当作工具，挖土取水或挖坑避暑。不管多热，都不要脱衣服使自己直接暴露在太阳下，汗湿的衣服能帮你保持身体凉爽。用镜子反光发出求救信号，做"SOS"求救标志，低飞的飞机会识别这个求救信号。如果需要在沙漠过夜，用手边能找到的材料生一堆火，点燃轮胎以引人注意到你的位置。先把轮胎戳破，让热气可以顺利泄漏。最后，在出发去沙漠之前，检查车辆的情况，因为驾驶可能抛锚的车去沙漠，就是自找麻烦。但记住有正确的求生知识，能帮你化险为夷。

5. 发生车祸时，如果发现已经身处于这种危险之下，以下事项是需要注意的：如果看到烟或者火花，尽快逃离汽车。如果需要打破车窗逃生，尽量不要去尝试打碎挡风玻璃，它是全车最坚固的玻璃。注意车窗锋利的边缘以及碎玻璃，避免更多受伤。用湿布或湿衬衫盖住口鼻以防吸入毒烟。打碎倒车镜，把碎玻璃当刀用，退到起火车辆的 20 米外以躲避爆炸时飞出的碎片和强烈气浪。永远别忘了拨打 120 或 999。如果要冒着风险去救人，就要充分运用你的判断力。

（王连馥）

交通事故伤害的急救与自救

1. 概述　现代交通在人们的生活中越来越重要，但由此而引起的交通事故已成为对人类生命安全威胁最大的"世界第一公害"。全世界的交通事故伤害人数也有逐渐增加的趋势。在20世纪，全世界因车祸致死的人数已超过3400万，伤残者数亿。在我国，每年因交通事故死亡的约有6万人，伤者近20万人。创伤已成为国内死亡原因的第五位（前四位依次为恶性肿瘤、脑血管疾病、呼吸系统疾病、心血管疾病），而创伤中的半数为交通事故伤害。故西方把交通事故伤害称为"发达社会疾病"。

交通事故造成的伤害大体可分为减速伤、撞击伤、碾挫伤、压榨伤及跌打伤等，其中以减速伤、撞击伤为多。减速伤是由于车辆突然而强大的减速（如紧急刹车、两车相撞）所致的伤害，如颅脑损伤、颈椎损伤、主动脉破裂、心脏及心包损伤，以及"方向盘胸"等。撞击伤多由机动车直接撞击患者所致（图52）。由于车速快，一旦被撞击，伤势多很严重。碾挫伤及压榨伤多由车辆碾压、挫伤，或被变形车厢、车身、驾驶室挤压而致伤。事实上，交通事故伤害常是几种伤害同时发生，故伤情重、变化快，致残率与死亡率高。

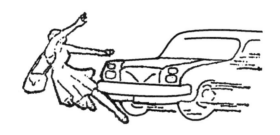

图52　车辆撞击伤

2. 急救与自救　在现代快节奏的生活中，每个人外出的机会增多，几乎每天都离不开现代交通工具，所以随时可能有交通事故发生。而交通事故带来的不幸，常常使人惊慌、悲痛和不知所措，如果完全不会急救、自救和互救，延误了抢救时机，会危及患者的生命。而进行及时、正确的现场急救，就有可能将危重的患者从"死神"手中夺回来，为后续治疗赢得时间。一旦发生大的交通事故，常有多人受伤，严重时可多达数十或数百人。其中必有不少严重的，或处于濒死状态的患者，需要迅速抢救，以挽救生命。现场急救是降低交通事故伤残率、死亡率的关键。

（1）事故发生后，要保持镇静，应提醒轻伤员进行自检、自救和互救，相互包扎伤口、止血、固定伤肢。对重伤员要优先进行抢救。对重危伤员及心搏、呼吸停止者，需立即进行胸外心脏按压及口对口人工呼吸。注意保持呼吸道的通畅。患者心搏、呼吸恢复后，有条件的再做其他处理和送往医院，或将伤员放置在侧卧位或俯卧位，以防窒息。

（2）对出血多者要迅速止血，然后再加压包扎止血。这种加压包扎止血的方法对一般出血都有效，包扎压力大小以包扎后能达到伤口止血，而包扎远端的肢体血运不受影响为宜（即皮肤色泽不变暗紫）。如加压包扎不能止血，四肢伤可在伤口上方 10 cm 处扎止血带。扎止血带后每隔 40～50 分钟要松开 1～2 分钟，防止肢体缺血、坏死。松止血带期间如果伤口继续出血，可临时给予加压止血。

（3）如发现伤员有开放性气胸，要及时将

伤口严密封闭包扎。伴有呼吸困难的张力性气胸，有条件的可在第 2 肋骨与锁骨中线交叉点行穿刺排气或放置引流管。对呼吸困难、缺氧并伴有胸廓损伤、胸壁浮动（反常呼吸运动）者，应立即用衣物、棉垫等充填，并适当加压包扎，以限制浮动。

（4）腹膜破裂有肠管、脏器滑出者，不要将其送回腹腔内，可用纱布和干净的衣服布料卷成圈围好，扣上碗盆后包扎。

（5）颅脑是交通事故伤害的常见损伤部位之一，要注意检查伤员的神态、呼吸、脉搏及两侧瞳孔的大小。头皮血液循环丰富，破裂后出血量多，要及时给予包扎。

（6）当威胁伤员生命的因素获得初步控制后，应对肢体骨折进行临时固定，以防止伤肢血管、神经的继发损伤，减轻因骨折断端刺激而引起的疼痛，减少休克发生的可能，同时也便于后续送往医院。在事故现场可就地取材，用木棍、木板、树枝、竹片、布条等将骨折肢体牢固固定。对怀疑颈椎、脊柱或脊髓损伤的伤员，不要随便挪动检查，应临时给予局部制动。

交通事故发生时，由于紧急刹车的猛烈撞

击和震动，可引起颅脑外伤，伤员可突然失去知觉；有的则引起颈椎损伤、主动脉损伤、骨折等。如果车厢变形，乘客受挤压、困禁，常使抢救工作十分困难。但是，不论在何种复杂情况下抢救重伤员，务必特别预防颈椎错位、脊髓损伤，对昏迷伤员的搬动和解救尤其要格外小心，以下几点可供抢救时参考。

（1）凡重伤员从车内搬动、移出前，首先应在原地放置颈托或进行颈部固定，以防颈椎错位，损伤脊髓，从而发生高位截瘫。但是现场往往没有颈托，故可就地取材，采用硬纸板、硬橡皮、厚的帆布，仿照颈托的要求，剪成前后两片，用布条缠绕包扎固定（图53）。

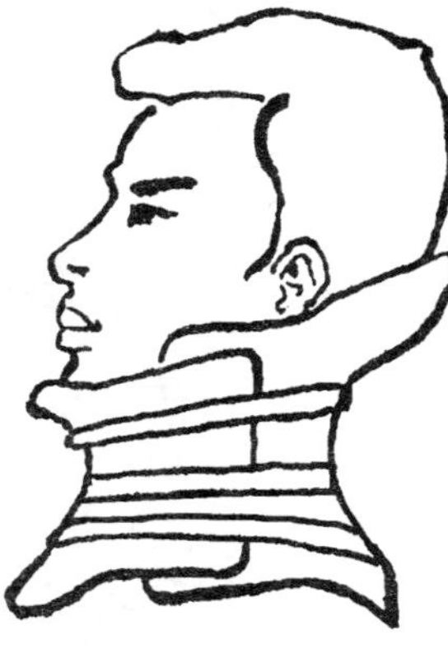

图 53　简易颈托固定法

（2）对昏倒在座椅上的伤员，安放颈托后，不妨将其头颈部及躯干一并固定在靠背上，然后拆卸座椅，与伤员一起搬出。此法虽然较麻烦费力，但可防止脊柱再损伤，减少致残率。对那些被抛离在座位之外的危重、昏迷伤员，应在原地上颈托，包扎伤口，再由3～4人按脊柱损伤的原则搬运伤员。搬动时要轻柔，要托住腰臀部，搬动者用力要整齐一致，平放在木板或担架上（图54、55）。

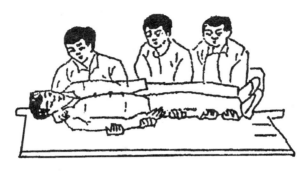

图54　脊柱损伤的正确搬运法

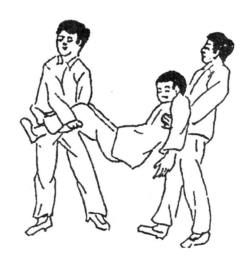

图55　脊柱损伤的错误搬运法

在进行现场急救的同时，应立即向当地120或999呼救，或拦截过路车辆，尽快将重伤员送到附近医院进行抢救。

空难事故伤害的急救与自救

1. 概述　旅行，尤其是跨国旅行，飞机以其舒适、快捷而成为人们首选的交通工具。但与轮船的航行、汽车的行驶相比，飞机的飞行具有其特殊性。如飞机操纵、空中与地面协调指挥、勤务保障等都与飞行安全直接相关。飞机的种类、性能和环境因素也会影响飞行质量，无论哪个环节出了故障或有人为过失，都可能造成严重后果。

造成空难事故的原因可归纳为三个方面：人为因素、机械因素和环境因素。其中最主要的是人为因素，而机械因素是第二位的。因为随着航空事业的迅速发展，飞机的结构和性能有了很大的改善，装备和技术不断趋于自动化。空难事故发生的医学原因有：飞行员一时性疲劳、低血糖、前庭功能不良、空间定向障碍、心理品质缺陷、缺氧、减压等，这些因素之间存在着内在的相互联系，可以单独或综合地作用而导致空难事故。

常见的空难事故伤害，如果发生在空中，

往往是机毁人亡，幸存者极少，发生于机场区域或迫降地，除造成飞机不同程度的损坏外，人员伤害主要有骨盆、腹部和胸部压碎性损伤，头部及颈部损伤、烧伤、骨折，以及由于吸入座舱中燃烧的塑料所产生的有害气体而引起的窒息。即使是幸存者，也有 1/3 的人将后遗有长期残疾，包括恐惧经历所致的心理创伤，这种心理创伤可能在事故发生后数月甚至数年发生。

一旦发生紧急情况，人员迫降、跳伞的着地点是事先难以预料的，尤其在夜间，或降落在海上、沙漠中、山区丛林之中，更增加了寻找与救援的难度。①空难的多发时刻：每当我们坐在舒适柔软的机舱座位上，或者每当飞机平稳地起飞和着陆时，人们对那条固定身体的安全带，似乎有一种多此一举的感觉，甚至有些人在飞机一起飞或刚刚着陆的瞬间，以为已经安全起飞或着陆了，就迫不及待地解下安全带，这是错误的，而且是危险的。因为飞机起飞后的 6 分钟和着落前的 7 分钟里，最容易发生各种意外事故。国际上把这前后相加起来的时间称为"可怕的 13 分钟"。此外，飞机在刚刚着陆的瞬间也容易发生意外。我国航空医学专家在统计了我国 30 年的空难事故后，发现有

65％的事故发生在这 13 分钟里。因此，乘坐飞机时，应按照要求，在起飞前就系好安全带，待飞机着陆稳稳地停下来时，才能解掉安全带。②空中常见的紧急情况：空中常见的紧急情况有密封增压舱突然失密释压、失火或发生机械故障等。一般机长和乘务长会简明地向乘客宣布紧急迫降的决定，并指导乘客采取应急处理措施，如要求取下随身携带的锋利、坚硬物品，放在座椅背后的口袋内，以及利用紧急出口。在水上迫降时，乘务员会边讲解边演示救生衣的用法。但在紧急脱离前，乘客仍应系好安全带。如果飞机飞行在 3660～4000 米高空，密封增压舱突然失密释压，乘客头顶上的氧气面罩会自动下垂，此时应立即吸氧。要绝对禁止吸烟。如果机舱内失火，由于舱内的泡沫塑料和座椅的人造革、橡胶及油类物质燃烧，会产生一氧化碳、二氧化碳、氮氧化物及氢氰酸等，所以最易造成急性中毒或呼吸道的吸入性损伤和烧伤等。

2. 急救与自救　当发生空难事故时，一定不要慌乱，要听从机组人员的指挥，不可"各行其是"。因机组人员是基于他们所掌握的专业知识而作出的对危害情况的处理，能使损伤减小到最低程度。油类、电器类及各种燃烧物起火时，可用二氧化碳灭火瓶和干粉灭火瓶（驾驶舱禁用）；非电器和非油类失火时，则用水管。在失火区内，乘客要听从指挥，根据身体情况调整座位，并尽量蹲下，使身体处在"低水平"位，屏住呼吸或用湿毛巾堵住口鼻，有秩序地迅速撤离失火区，切忌大喊大叫，以免吸入更多的有害气体。对患心脏病的乘客要给予特殊照顾，使用机上活动氧气瓶供给其氧气。机上乘客要服从现场指挥部的指挥。医务人员接到空难通知后，要确实做到快速应急反应。为现场救援赢得宝贵的抢救时间。

救护人员应尽快把乘客救出险区，然后由医务人员迅速实施医疗急救。机场救护要对所有伤员做到早发现、早治疗，注意防治创伤性休克和感染，主要措施有止血、镇痛、吸氧、输血，保持水和电解质平衡，尽早彻底清创，抗感染，并采取抗破伤风措施。医疗急救原则是先救命后治伤，先重伤后轻伤。目前，一般按伤情分为四类：Ⅰ类伤为急需抢救的危重伤员，并挂红色标记；Ⅱ类伤为中等伤势，允许稍缓抢救，挂黄色标记；Ⅲ类伤为轻伤，挂绿色标记；还有一类是死亡人员，属第四类，挂黑色标记。医务人员对Ⅰ类伤员要抓紧时间就地抢救，待有好转即送往医院作进一步医疗，这对减少空难死亡十分重要。在没有医务人员在场时，要积极组织自救、互救，重点是对重伤员进行止血、包扎、固定、脱离现场。对呼吸、心搏停止者进行胸外心脏按压和人工呼吸。争取时间，为后续抢救治疗创造条件。

海难事故伤害的急救与自救

1. 概述　随着社会与经济的日益发展，船舶已成为重要的客运与货运交通工具。全世界每年有许多人在海上旅行或从事海上作业。尽管船舶在设计和建造、导航设备、维修等方面有很大改善，各国政府也不断加强了海洋警戒和监督，但船舶失事（如颠覆、相撞、爆炸、起火、搁浅等事件）仍屡有发生。据估计，全世界每年因海难事故死亡的约有 10 万人，其中大约 5 万人在海难时葬身海底，另外 5 万人死在救生器材上。英国"泰坦尼克"号的沉没人人皆知，前苏联客轮在黑海的倾覆记忆犹新。虽然乘船是相对安全的运输方式之一，但全世界仍有数以万计的人因此丧生，并造成船舶的破坏与财产损失。因此，掌握海难事故的原因及海难的医学问题对减少海难事故的伤害是很有必要的。

2. 原因　　可能导致海难的主要原因有：①不适于航海的船舶；②环境状况，如可引起船舶倾覆或失事的暴风雨，可导致着火或爆炸的雷电。③碰撞，可因人为失误、能见度差或机器故障而引起。④着火，可因货物的自燃或因大型石油化学装载船的其他原因，也可以是蓄意破坏引起。⑤爆炸，石油化学装载船油舱通气不良，或因恐怖活动所致。⑥化学渗漏。⑦战争因素。

3. 伤害与预防　　海难伤害及预防主要有以下两个方面：①淹溺。人淹没在水中，呼吸道被水、污泥、杂草等堵塞或溺水后喉头、支气管发生反射性痉挛，引起窒息或反射性心搏停止称为淹溺。其中85%是因为大量的水进入肺泡，阻碍气体交换而窒息，另有15%是急性反射性死亡。防止淹溺，一是要有漂浮装备，如救生艇、救生背心等，使头部露出水面并保持稳定；二是要学会游泳和防淹保护措施，这样才能在水中防止淹溺，一旦有意外，又能得到妥善处理，同时消除紧张心理。注意节省体力也有一定的作用。②冷水浸泡。冷水浸泡致死亡的原因是体温急骤下降，导致心室纤颤，另外由于精神错乱、意识丧失、肌肉痉挛引起剧烈疼痛甚至休克，又可发生继发性淹溺。冷水浸泡导致死亡的主要影响因素为：①水温：一般认为，水温越低，生存时间越短，如 20℃ 水中落水者可存活 80 小时以上，而水温在 2℃ 以下时，一般人只能耐受几分钟。②皮下脂肪：皮下脂肪多及肌肉发达者，在冷水中的耐受性强。③水中活动强度：在冷水中剧烈活动，可加快低温症的发生。因此预防低温症的主要方法是合理使用救生器材，减少水中活动，保持身体和精神的安静，以防体热过度散失。而落水者的心理状态、情绪失调是加速死亡的诱因。

海难伤害除常见的淹溺与冷水浸泡外，还有创伤，由于烟雾吸入、化学吸入、冲击波等引起的肺部损伤、热烧伤、化学伤、脱水、饥饿和心理压力的长期效应。

4. 急救与自救　海难事故伤害的防护：①呼救：如在有落水危险的地段工作，应穿上保暖而行动方便的衣服和救生衣，若不慎落水，要大声呼救，在有被人或飞机发现的情况下，一直让水花溅起来，让头部浮出水面以增加被发现的机会，否则可仰漂于水面上，保存体温，减少不必要的游动，保持冷静，等待营救。②漂游：落水后漂游时，要避开覆盖着油的水面。若已处于一片油中，应一直仰泳，以防眼、鼻、嘴接触油污。如果油在燃烧，应潜泳。若船上有爆炸的可能，应尽快游离，尽量爬上漂浮物以离开水面，因为爆炸易损伤落水者的胃肠、鼓膜和鼻窦。若无漂浮物可让身体后仰，胸腹部离开水面越远越好，并让耳、鼻孔露出水面。但长时间水上漂浮可引起各种损伤，应尽可能利用周围的条件最低限度地解决饥饿和口渴。同时应尽量保留腿上的裤子和鞋子，并穿上黄色救生衣，以防被海中鲨鱼袭击。

　　海难事故幸存者获救后要及时急救与治疗，尽可能地运用人力、物力给幸存者以最大的帮助，这样能减轻伤情的恶化，降低死亡的危险。①淹溺。对淹溺者要立即清除口腔、鼻腔内的水和泥沙等污物；使呼吸道通畅，然后将舌头拉出，以防堵塞呼吸道。急救者一腿跪下，另一腿向前屈膝，将幸存者的腹部放在急救者屈曲的膝上，使头呈低位并按压其背部，使水排出。此后随即进行人工呼吸，最好利用斜坡地形，让其头朝下，以利于肺内液体排出。如溺水者呼吸已停止，应采用口对口或口对鼻人工呼吸，有条件时可加压给氧。心搏停止者应进行胸外心脏按压，每分钟至少 100 次。每按压 30 次，行人工呼吸 2 次。②体温过低。体热丧失对幸存者的生存是最大的威胁，其丧失速度取决于水温。在冷暴露的早期，机体通过体表血管收缩和颤抖，阻止过多的体热丧失。如冷暴露严重，则机体中心体温开始下降，造成体温过低。此时应立即更换浸湿的衣服，盖上被子，喝些热饮料，并在温暖的环境里休息护理，多能很快恢复正常。③疲劳和饥饿。没有食物和充足的水源，加上不利的环境因素，使幸存者变得极度疲劳和衰弱。最初要慢慢给予饮料，恢复体液，然后才可进行外科治疗和给予食物。给食物应从流质逐步过渡到半流质，最后吃软饭。如果早期吃得多则会引起严重的呕吐与腹泻，不利于体质的恢复。

火灾伤害的急救与自救

　　1. 概述　　火灾在我国是一种常见的灾害事故，对人民生命、财产安全造成相当大的威胁。我国每年因火灾造成的经济损失多达几百亿元，而火灾造成的环境破坏更是无法用金钱来计算的。火灾发生的原因很多，除了人为的因素以外，几乎任何一种灾害最后都有可能引发火灾：地震之后往往有大火相伴；雷击常常引起大火，特别是引起森林火灾和油罐区危险品仓库火灾；地面沉降会折裂煤气管道，也会引起火灾及煤气爆炸；人们常说"水火不相容"，但洪水泛滥、海水入侵造成的电器短路，也会造成大火……因此，火灾也就成了高发、频发的常灾。所以，了解一些火灾发生的原因，掌握一些应付火灾的应急措施和救护知识是十分必要的。

2. 原因　火灾发生必须具备可燃材料、温度和氧气三个条件，也就是发生火灾的可燃物和助燃物共同存在，构成燃烧系统，同时要有导致着火的火源。火源就是能使可燃物燃烧的足够温度和明火。"隐患险于明火"的道理正基于此。其实，火灾离我们并不遥远，"火神"投下的阴影常跟在我们身边。然而对这种潜在的危险，有的人视而不见，漠然处之。防火制度不落实，灭火器材不完善，缺乏防火意识，违章违规作业，只顾眼前利益而忽视消防安全，正是这些"人祸"引发了一场场火灾，酿成一场场灾难。引发火灾的另一个主要原因是火灾危险因素的增加。现在，在生产或生活中使用液体燃料和可燃气体越来越普遍了。高层建筑不断增加，往往一户起火，整幢大楼便遭殃。我国吸烟人数的增加也是发生火灾不容忽视的原因。由此可以看到，减少火灾造成的伤害和预防火灾的发生，是一件关系到国计民生的大事。

3. 伤害　火灾对人类的伤害主要是烧伤，严重者造成人类死亡。其原因为：①以烟雾中毒窒息死亡居于首位。这是因为大火的烟雾中含有大量一氧化碳，被人吸入后进入血液，立即被血红蛋白结合（其结合力是氧气与血红蛋白结合力的二百多倍），形成碳氧血红蛋白，因而不能携带氧气，使人处于缺氧状态，同时一氧化碳能使人体各器官发生中毒。当人体血液中血红蛋白的 10% 是碳氧血红蛋白时，就会发生中毒，达到 50% 时就会使人体中毒窒息死亡。因此，人在浓烟中，如不及时防烟堵烟，只需 2～3分钟便可发生死亡。②被大火烧死。有的是直接被大火吞没烧死；也有的是先被浓烟熏倒，尔后被烧死。③跳楼摔死。一旦发生火灾，惊慌失措，逃生无计而跳楼致死，多发生在城市高楼建筑失火的事故中。这种情况常常是因为没有掌握自救的基本知识，被火逼得走投无路，"逃为上计"。结果虽然逃离了火海，却摔坏了肢体和内脏，甚至葬送了生命。

4. 急救与自救　面临火灾，不管是何种起火原因，都要注意以下几点：①要关闭电源，迅速报警（电话号码为 119）。身处大火之中要十分镇静，切忌慌张，乃至不顾一切地越窗、跳楼，这是十分危险的。②要冷静地观察起火点、风势、火势，用湿毛巾捂住口鼻，沿着墙壁，俯身迅速逆着大火蔓延的方向，夺捷径外逃。若人在室内欲开门外逃，先要摸一下门把，若已被大火烧烫，说明通道已着火，千万不能开门，否则火势将会扑面而来，无法出走。这时要另觅其他出口，如果没有其他门户可走，则靠近窗口逆风处，倚窗呼救。③如果居住的是高层建筑或宾馆，在人住宿前应该熟悉安全通道和防火安全梯的位置。在火灾已发生时，千万不能使用电梯，因为电梯本身是一个过火通道，是危险点；另外，若进入电梯，电源被切断，厢门不能打开，则人就不能逃生。④若被烟雾困在房间里，则用湿毛巾或床单堵塞门隙，以防火苗、烟雾侵入，并把浴缸放满水，以便救急，千万不要轻易跳楼。

现场救治方法：火灾发生时要沉着冷静，要根据火势灾情选择最佳的自救方案，做到遇险有智，临阵有方。当刚刚起火但火势很小时，应以最快的速度用灭火工具（如灭火器等）将火扑灭或减轻火势。当火势较大时，要根据情况切断可燃物来源，及时向119消防指挥中心报告火警，并停止通风机的运行，按照平时熟悉的安全通道迅速脱离现场。烟雾较大时应用湿毛巾或上衣角捂住口鼻，减少一氧化碳的吸入。

发现人员烧伤后，首先要使伤员迅速脱离现场，去除烧伤源。如衣服被烧着，应尽快脱去着火的衣服，来不及脱时，应就地慢慢滚动，或用衣服、毯子等覆盖着火处隔离氧气源，或用水浇灭，或跳入附近水池中。严禁奔跑呼叫或用双手扑打火焰，以免引起头部、呼吸道和双手烧伤。其次检查伤员除烧伤外，有无其他伤害，如有窒息、骨折或大出血，应首先做紧急处理。最后，清除残余衣服鞋袜时，应用剪刀剪破衣服，而绝不能用拉扯剥脱等错误方法。然后用干净的被单将伤员包裹好，尽量减少碰撞，更不要挑破水疱，应及时送往医院救治。

火灾过后，要开展救济、慰问活动，解决灾区人民的衣服、住处、食品及饮水问题，安定情绪，增强信心。对烧伤者除要做好身体治疗外，还要做好心理治疗，携手做好"大灾无大疫，小灾无小疫"，并积极采取防疫措施：①灾后对饮水和生活设施进行消毒。②对运往灾区的各种食品进行卫生监督和检查。③采用焚烧和深埋的方法及时清理死畜、死禽尸体。④受灾面积大的灾区要把儿童计划免疫工作纳入灾民所在地卫生防疫总体规划中，做到适时、足量和全程。

地震伤害的急救与自救

1. 概述　地震对人的伤害包括直接灾难对人的伤害和继发灾难对人的伤害，是对人类威胁最大的自然灾害。20 世纪以来，全球约有260 万人死于地震，占各种自然灾难死亡总人数的 58％；而受伤人数可达死亡人数的 3 倍；经济损失达两千多亿美元。

我国处于环太平洋地震带与古特拉斯地震带交汇部位，活动性构造明显，有史以来就是地震频发的国家。我国 46％的城市及许多重大工程设施分布在地震带上，新中国成立六十多年来因地震死亡的有四十多万人。1976 年的唐山大地震，破坏范围超过 8000 平方公里，使一个有百年历史和百万人口的城市毁于一旦，死亡 24.2 万人，重伤 78 万人，直接经济损失达 100 亿元人民币。1988 年我国发生 5 级以上地震 37 次，超过年平均频次近一倍，尤其是青海省唐古拉、云南省澜沧-耿马地震都在 7 级以上。1989 年山西省大同市以东又发生 6.1 级地震，2008 年四川省汶川发生 8.0 级地震，2011 年日本发生 9.0 级地震。

2. 伤害

（1）地震时建筑物破坏对人的伤害：一般来说，地震初期人员的死亡，98% 以上是由房屋破坏倒塌直接造成的。不同形式的倒塌体，对人的伤害效应不同。①瓦砾堆倒塌体：房屋承重结构完全破坏，墙体酥裂，屋盖和楼板破碎，散落成堆。处在这种倒塌体中的人员往往受到塌落构件的猛烈砸击、压埋。②叠层式倒塌体：这类倒塌形式的伤亡率极高。1985 年墨西哥大地震时，近千名患者和医务人员葬身其中。③边沿瓦砾堆：主要是由毁坏了的建筑构件和破碎的家具构成，主要对由屋内外逃人员或行人施以砸击式的伤害，有时也将遇难者压埋，但一般较浅，易施救。

在农村，特别是在北方农村分布很广的老旧居住建筑，多为土坯墙或夯土墙房屋，由于屋顶矮、构件轻，砸压伤害可不十分严重。但厚灰（泥）顶、土墙散落，压埋密实，窒息死亡比例较高。许多山区农村的老旧房屋，多以当地毛石为墙体材料，屋顶为瓦顶或草泥顶，墙体为泥浆砌筑，屋内缺少梁柱支撑，地震时就会塌落成乱石堆。这种倒塌形式最重要的伤害是石墙倒塌对人体的砸击。在黄土高原地区，窑洞是典型的旧有民居。发生大面积滑坡时，崖窑将完全破坏，或被黄土滑坡埋掉，最主要的危险是窒息死亡，且极难于进行抢救。

（2）地震继发灾难对人的伤害：地震继发灾害对人的伤害是多种多样的，诸如由于地震继发火灾引起烧伤；继发毒物泄逸引起中毒；继发放射性物质泄漏引起辐射伤害或灼伤；继发水灾引起淹溺等。地震对工矿区的破坏，伤员可同时遭受砸击伤、挤压伤、烧伤、化学中毒；矿井遭受水淹时，人员可受到砸击和淹溺等。

地震破坏间接造成的伤害，还有因地震引起恐慌盲目跳楼或外逃时造成的摔伤或被坠落物砸伤引起。大地震发生时，突然剧烈震撼和房倒屋塌的恐怖景象，还常使某些心理和生理承受能力脆弱的人群发生意外疾患或者死亡。根据记载，有突患精神病和严重心理障碍的，也有猝死的病例。

3. 伤情特点　①骨折伤多。据统计，地震引起骨折的占总致伤人数的 50％～60％，其中以四肢骨折较多，占总致伤人数的 35％～40％。下肢多于上肢，可能与下肢较长、受伤较多有关。四肢骨折中以闭合性骨折为主，横断和粉碎性骨折较多，螺旋及斜形骨折较少，这可能与地震的致伤作用物有关。②骨盆及胸部伤较多。骨盆骨折类型与卧位姿势有关，受伤姿势以侧位受砸者最多。胸部伤占总致伤人数的 10％～15％，包括胸部软组织伤、肋骨骨折、胸骨骨折，并可合并血胸、气胸、湿肺、肺不张等严重并发症。特点为伤情重、并发症多、多发性肋骨骨折多、复合伤多。③脊柱骨折及截瘫多。脊柱骨折以胸腰段居多，占 4/5，绝大多数为粉碎性骨折及脱位，其中有 1/3 发生截瘫，可能与运送过程中搬运不当有关。④四肢神经伤多。这与大面积的挤压有关，以腓总神经最多见，其次是臂丛神经及胫神经、桡神经，大多数能恢复。⑤软组织挤压伤及挤压综合征多。这与受压时间较长有关，筋膜间隙综合征及挤压综合征的发生率明显增高。

4. 急救与自救

（1）震后最迫切的任务是对大量被埋压人员实施紧急挖掘，就地急救，争取尽快地脱险。然而由于道路和交通被瓦砾和塌落的广告牌、装饰物、电线杆等所阻塞，救援人员、车辆、设备难于开进；通讯中断；供水、供电中断；同时还可能有继发性灾害和频繁的余震，这些既增加了抢救工作的难度，又使受灾人员和救援人员面临伤害的危险。同时由于医务卫生设施的破坏和医务人员的减员，也给抢救工作增加了难度。

地震灾害的抢救工作初期，必须有组织地建立起现场指挥系统。掌握灾情和人员的伤亡分布情况，统一协调各方面力量，实施强有力的组织领导。要紧紧依靠当地驻军、武警部队、公安干警，实施以抢救伤员为重点的医疗救护和保障工作。要优先抢挖、抢救被埋压医务人员，在重灾现场建立临时包扎点、急救站；对有条件恢复的医疗机构采取应急恢复措施，挖掘和清理药品、器材。在外援医疗队伍到达后，合理调度医疗卫生力量，全面展开现场抢救、救护与救治工作。在车站、码头、机场、广场和适宜地点，建立医疗站或野战医院，收治一线运来的伤员，并及时组织后送。

（2）广泛开展群众性自救与互救工作：震后的自救与互救是灾区群众性的自发、自觉的救助行动。它的成效在于能赢得伤员治疗的有利时机。驻灾区部队是自救互助的中坚力量，因为部队在震后能迅速恢复战斗力，及时营救群众，组织群众进行自救、互救。脱险后的各级组织负责人、积极分子和民兵、医务人员，是自救、互救的组织者和骨干力量。救灾实践表明，有组织的自救能使大家的自发行动，成为自觉、持久进行的救助工作。在大体查明人员被埋情况后，应立即组织骨干力量，建立抢救小组，就近分片展开，先挖后救，挖救结合，按抢挖、急救、运送进行合理分工，提高抢救工作效率。

受过急救技术训练的民兵和预备役人员应及时跟随自救互助组织对被救出的伤员进行现场急救。如对窒息者进行人工呼吸；对出血性创伤进行止血；对四肢骨折伤员可就地取材，如木棍、板条、树皮、手杖或硬纸板等均可作为临时固定器材，其长短以固定住骨折上、下两个关节为准（图 56、57）。

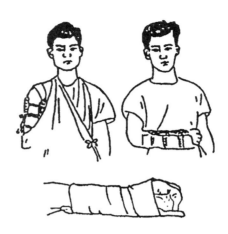

图 56　上肢骨折临时固定

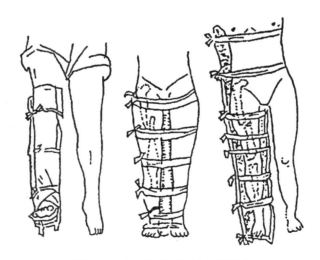

图 57　下肢骨折临时固定

群众性自救与互救还应注意方法，避免盲目图快而增加不应有的伤亡。可通过被埋人员亲属、邻里的帮助，迅速判断、查明被埋者的位置，然后进行抢救。根据被埋者的呼喊、呻吟，敲击器物的声响及露在瓦砾堆外的肢体、留下的血迹初步判定被埋压的位置；依房屋结构类型、位置及其倒塌破坏的形式、地震发生时刻（昼、夜），判断门窗、床（炕）、坚实家具等的位置以判断室内人员被埋的地点，进而可通过问讯和侦听及反馈信号来确定被埋者的位置。救人时首先确定伤员的头部，以准确、轻巧、快捷的动作，使头部暴露，清除口鼻内的灰土和异物，暴露胸腹部。如有窒息，应及时施行人工呼吸，为尽快地抢救更多的被埋人员，当已确定所有伤员的位置后，依次使其头、胸、腹部暴露，使其可自行脱险。凡伤员不能自行挣脱出来的，不应强拉硬拽，抢扒露出全身，应查明伤情，进行急救、包扎、固定后，迅速采取适宜方式搬运至医疗站或转运至医院。

5. 地震前后的自我保护

（1）一旦出现轻微震动，就可能是大地震的预兆，要密切关注自然环境中种种生物的反常行为，要时刻随身携带收音机并留心收听电台、电视台的地震预报。

（2）地震开始时，如果正在房间内，这时

切勿立即跑到街上去。因为每次震动只有几秒钟的时间，第一次震动过后，随时有可能再次震动。如果往外跑，也许刚跑出，也许还没跑出，第二次震动就开始了，于是就有被崩塌房屋压死的可能。如果非跑出去不可，就要以极快的速度，在头上举起一块木板或一口锅以防突然掉下的砖块等物砸到头上，切勿走进不抗震的楼房，以防楼房受震后倒塌而被砸伤或压死。

（3）切断电源，熄灭烟火。在房内要远离窗户，因为窗玻璃震碎容易伤人。应躲在坚固的床或桌子下面、立柜旁、门框旁，最好是在有自来水管的墙角。靠近自来水管有两个方面的积极意义，一是水管中可能会有水或震出来一些水，水对维持生命是第一重要的物质；二是一旦房屋塌下，自己埋在里头，只要一息尚存，就可通过敲打水管发出求救信号，外界救援人员只要获悉哪怕是微弱的敲击声，就会判断出何处有人生存待救。

（4）被压塌在房屋内怎样发出求救信号呢？这一点非常重要。被压埋的人，要静候少动，对自己能摸索到的周围环境做一个了解：有无水源、有无水管、有无侥幸滚来的食物等。当传来锤子、钢钎的敲击声，说明有救援人员，要及时敲击水管，开大收音机的音量，为救援人员提供信息。同时受伤人员自身也要有获救的坚定信念和稳定的心理状态。

（5）地震时如果在室外，不要靠近楼房、电线杆、树，不要躲进地窖、地下通道口，这些都是危险之地。要跑到空地上去，并躺在地上。如果在街道上、小巷内，一时跑不到空旷地带，不如躲到一个大门框旁。如在汽车上，应停车，俯下身来，尽可能使身体低于座椅。

塌方伤害的急救与自救

1. 概述　塌方多见于矿山采矿生产过程中，是矿山死亡人数最多的一类事故，占事故死亡总数的 40% 左右。例如，1960 年 1 月南非北部的大面积崩塌，堵死出口，活活砸死、闷死 437 名正在井下作业的矿工。1982 年 9 月，重庆市鱼田堡煤矿发生塌方事故，并砸死 8 人，伤 3 人。2001 年国内又相继发生几起塌方事故，最多一次死亡 22 人。这种事故在各种地下矿井中都可能发生，对井下作业的矿工是一种经常性的威胁。

2.**伤害**　塌方事故对人体的主要伤害分为创伤和窒息两类。

创伤又分为挫伤、肢体骨折和多发伤。挫伤主要是矿井局部冒顶或滑掉下的石头或煤块砸撞人体所致，常见皮肤擦伤、皮下渗血，还可能伴有广泛性皮下和深部组织损伤，如肌肉、血管、神经伤，甚至内脏器官损伤。肢体骨折常因塌方砸压而发生。如果断裂部位发生在关节，则形成关节切断伤。多发伤系多种因素同时作用引起，可能出现肢体多处骨折、广泛性软组织损伤，常伴脏器损伤，颅脑伤和脊柱伤等均较常见。另外，挤压伤和挤压综合征亦较常见。当人体，特别是肌肉发达的肢体被重压1～6小时或6小时以上时，受挤压的肌肉因缺血而坏死，坏死组织释放大量有害物质进入体内，可发生休克和肾衰竭，称为挤压综合征。

窒息多因矿井顶板垮落，人体受埋压，口鼻通道可能阻塞，导致呼吸困难而发生。受灾人员毛细血管扩张，皮肤淤血、发绀，进而毛细血管通透性增高，出现肿胀，严重时浆液渗出，甚至点状出血。最容易受缺氧影响的是神经组织，即使是轻度缺氧也能发生功能障碍。

如果塌方后突然失去氧气供给，将很快出现神志丧失。

3. 急救与自救　当发生塌方事故时，应仔细查看塌方现场，如果出事地点仍有再塌方危险，先要采取保护措施，然后再把被埋压的人救出来。切忌用镐刨或铁锤砸打等方法救人。救出的人有外伤时，应使其脱离险境后先止血，后清洗，再包扎伤口。救出的人有骨折或伤势较重时，应待伤情稳定后，及时送往医院。在转送前对骨折患者做临时夹板固定。如果救出的人已失去知觉或停止呼吸，立即使其平卧，解开衣带，清除口鼻内的矿屑，拉出舌头，进行人工呼吸和胸外心脏按压。

被压埋人员的自救：塌方发生后，政府会及时设法救援，被压埋人员要有强烈的生存欲望，要有获救的坚定信念，不要徒劳地挣扎而消耗精力。要静候少动，对自己能摸索到的周围环境做一个了解，如有无水源、有无水管、有无食物等，待传来锤子、钢钎的敲击声，说明救援临近，可敲击水管等发出求救信号，直至脱离险境。

爆炸伤害的急救与自救

1. 概述　　人们习惯上把破坏、爆炸声和冲击波等作为爆炸的特征来考虑，但这些不过是爆炸的结果和所伴随的现象而已。其实急剧的压力上升现象才是爆炸的本质，它包括由发热化学反应引起的混合气体的爆炸、气体的分解爆炸、粉尘和喷雾的爆炸、爆炸性物质和混合危险性物质的爆炸等；而金属丝通过大电流时的爆炸、水和高热物质接触产生的水蒸气爆炸、锅炉和液化气容器等的蒸汽爆炸属于吸热的相变反应产生的爆炸。此外，还有炸弹、炮弹、气浪弹、鱼雷、核武器等的爆炸。在爆炸的瞬间，释放出巨大的能量，使爆心处的压力和温度急剧上升，并借周围气体、液体、固体等迅速向四周传播，产生爆炸声和高速的冲击波。冲击波作用于人体所造成的各种损伤，称为冲击伤或爆震伤。

除战争和人为破坏外，爆炸事故常是完全出乎意料地突然发生，可在一瞬间夺去许多人的生命，把工厂变成一片废墟，造成最为严重的损失。例如，1993年5月8日平顶山煤矿发生特大瓦斯爆炸事故，造成三十多人当场死亡，矿井被迫停产。

2. 伤害　爆炸时产生高速冲击波，通过超压、动压和负压的作用而使人体致伤。超压和负压的直接作用，一般不造成体表的直接损伤，主要伤及心、肺、胃、肠道、膀胱、听觉器官等含有气体或液体的脏器，使之破裂、出血。动压可使人体被抛掷（离开地面）或发生位移而受伤。其共同特点是多处受伤、外轻内重、发展迅速，严重者立即死亡。主要为颅脑冲击伤、听觉器官冲击伤、肺部冲击伤、腹部冲击伤，此外，还有冲击波的继发性损伤，如爆震环境中某些物体（碎玻璃片、砖石等）由于冲击作用在高速飞散时击中人体、建筑物，使其遭到爆炸破坏或倒塌，可使人体发生砸伤和挤压伤。再如，炽热的气体冲击呼吸道可造成烧伤等。

3. 急救与自救　爆炸引起建筑物、设备的破坏，产生强烈的冲击波，使建筑物、设备的破片向四处飞散，并喷出高温爆炸气体，火光和黑烟可怕地腾空而起，这会造成许多人员的负伤、烧伤、窒息和精神刺激。同时，爆炸后还会带来火灾和二次爆炸等。因此，爆炸事故后必须马上救出受伤人员，做到寻找快、急救快、后送快。伤员的急救按伤情先重后轻的原则进行，对窒息者要紧急行气管切开，吸除气管内的痰液、血块。四肢出血者可采取包扎止血法或止血带止血法，以口罩、纱布、棉布或布类做成垫子放在创口上，然后加压包扎。当上、下肢有大出血时，可就地采用胶布、橡皮管、腰带、毛巾等，在伤口的近心端，绕肢体两周打结固定。对骨折伤员，千万要注意不能乱拖乱动，以免骨折断端扭动而增加复位难度，或刺破胸膜腔等造成内脏损伤而加重病情。在骨折未固定之前搬运伤员，也能造成伤员皮肤、肌腱，甚至神经、血管的损伤，给治疗和今后的功能恢复带来困难。

正确的急救方法是采用夹板或木板固定，遇到开放性骨折时，严禁将已暴露在外的骨折断端送回组织内，固定的方法主要是用夹板将骨折部位固定。如股骨骨折，可用两块夹板将患肢与健肢一并用绷带捆住。如遇脊柱骨折，固定与护送更须小心，以免加剧脊柱损伤或伤及神经而使伤员遭受更大的痛苦，甚至造成残废、死亡。固定时须有三人协作，使伤员平起平落，在保持脊柱稳定的状态下，将伤员移至硬板上仰卧，身体两侧用叠好的衣服、被单、枕头等垫好，以防伤员晃动，然后用绷带固定。如遇颈椎骨折，除上述处理外，须特别注意用沙袋或其他物件固定头部。如发生断肢，要尽量保证离断部位减少污染。以上损伤在作初步处理后，都需尽快送往医院，作进一步的检查和处理。

4. 预防措施　针对爆炸事故的发生因素，要采取相应的预防措施：①对爆炸性物质加强管理，通常把爆炸性物质浓度控制在爆炸下限以下，或利用惰性气体代替空气，降低爆炸性混合物中的氧气浓度，使爆炸性物质处于爆炸极限范围之外。②控制点火源。一般要避免冲击、摩擦、明火、高温、绝热压缩、自燃发热、电气火花、静电火花、热辐射、光辐射、雷击等，在爆炸物质的生产、使用、运输、贮存、处理过程中，应避免上述点火源。③安装安全装置，杜绝爆炸事故。通常应在贮存容器、反应器皿、釜、破碎粉碎系统、锅炉、过滤分离器、除尘装置、压力容器等系统装置上安装安全阀和爆破膜。达到设定温度和设定压力后能立即动作，向外部泄放压力，从而避免设备和容器受到破坏。对于粉尘爆炸，一般可采用抑制装置，当容器内压力上升到小于爆炸最大压力时，装置动作，自动喷撒干粉灭火剂，抑制爆炸的产生。④还可通过防止可燃物在爆炸危险场所堆积、设置防爆墙、加大安全距离、采用不燃性建筑材料和加强通风降温等措施避免爆炸事故的发生。

（闫波　刘挺）

酒精中毒的急救与自救

1. 基本概念

（1）乙醇（酒精）：是酒类饮料的主要成分和常用的化工原料，也用作溶媒或医用消毒。

（2）酒精中毒：是指因酒精过量而引起的以精神神经症状为主的疾病。

（3）分类：分为急性酒精中毒和慢性酒精中毒。轻度急性酒精中毒（醉酒）一般可自愈；重度酒精中毒可因呼吸中枢抑制而致死。

2. 常见原因

（1）绝大多数急性酒精中毒为酗酒过度所致，特别是以过量饮用高度白酒多见。

（2）长期停留在酒精蒸发的环境中。

（3）酒精应用不恰当，如过度采用酒精擦浴、过量饮用药酒等。

3. 主要症状

（1）先表现为欣快感，言语增多，易感情用事，自制力甚差，粗鲁无理，打人毁物。

（2）再者表现为步态蹒跚，动作拙笨，言语不清，语无伦次。而后出现昏睡现象。

（3）严重者昏迷、抽搐和二便失禁，最后发生呼吸衰竭而死亡。

（4）短时间内大量摄入酒精的患者，有可能直接进入昏睡、昏迷期。

（5）呼出的气体有强烈的酒味。

4. 急救方法

（1）在摄入酒精不久，神志尚清醒时，可用压舌板、木尺、筷子等物品刺激舌根催吐。躁动者及走路蹒跚者应卧床休息，避免外伤。

（2）昏睡者应保持其呼吸道通畅，以侧卧位为主。经常帮助患者更换体位，以免将食物吸入肺内，引起吸入性肺炎或窒息。

（3）轻度醉酒后，可适当增加饮用水，减低血液中的酒精浓度，增加尿量，多可自愈，不能自愈的或饮酒量过大者应早送医院。

5. 预防措施　禁酒或适量饮酒，制止饮酒过量者继续饮酒。

💡安眠药中毒的急救与自救

1. 基本概念　通常将镇静催眠药分为三大类，即苯二氮䓬类、巴比妥类和其他类。常用的有地西泮（安定）、苯巴比妥、佐匹克隆等药物。

2. 常见原因　①误服、投药。②自杀或用药量过大。

3. 主要症状

（1）轻者头晕、目眩、思维紊乱、语言迟钝、嗜睡、意识模糊，也可有躁动不安、欣快感、动作不协调。

（2）重者昏迷，瞳孔早期缩小而晚期散大，肌张力先增高后下降，角膜、咽、腱反射消失。

（3）轻者呼吸变慢但规律，重者呼吸浅弱、慢而不规律。晚期呈潮式呼吸，甚至呼吸衰竭、停止。

（4）心率增快，脉搏细弱，四肢湿冷、发绀，尿量减少及血压下降，呈现循环衰竭的表现。

（5）过低体温引起心室纤颤，心搏骤停，肝、肾功能受损，白细胞及粒细胞减少，出现特征性皮肤损害。

4. 急救方法

（1）对清醒者可立即催吐。这是一种简单、有效的措施。意识障碍的中毒患者应尽快送医院进行洗胃术。

（2）保证呼吸道通畅，呼吸抑制伴昏迷者应及早畅通气道，应尽早护送患者到医院进行必要的急救治疗。

（3）对轻、中度中毒者，洗胃后可喂流质食或半流质食，以补充能量，促进药物排泄。

（4）对昏迷者应注意保暖，避免受凉，可翻身、擦浴，必要时选用抗生素防治肺部感染和褥疮。

5. 预防措施　家中安眠药应有药名、用量等说明，应妥善保管，尤其对于有抑郁症及厌世、自杀倾向的患者，应由家人保管药物，避免大量服用。

细菌性食物中毒的急救与自救

1. 基本概念　细菌性食物中毒是指致病性细菌污染食物后，在适宜的温度、湿度和营养条件下大量繁殖，人吃了这种含有大量细菌及其毒素的食物后而引起的中毒。引起细菌性食物中毒的主要食物为动物性食品，如肉类、鱼类、虾、奶等。

2. 常见原因

（1）食物在宰杀或收割、运输、储存、销

售等过程中受到细菌的污染，或违规宰杀带菌的病禽、病畜并且食用。

（2）被致病菌污染的食物在较高的温度下存放，食物中充足的水分、适宜的温度及营养条件使致病菌大量繁殖或产生毒素。

（3）生吃食物，或在食用前未烧熟煮透，或熟食又受到生食的交叉污染。

3. 主要症状

（1）一般食用 2～24 小时内，出现恶心、呕吐、腹痛、腹泻等消化道症状。

（2）不同类型的食物中毒表现各有不同，有以频繁呕吐为主，呕吐物含胆汁、血性黏液；有以上腹部及脐周痛为主；有以腹泻为主，一天腹泻几次至几十次，多为黄色稀便或水样便，也可见脓血便。

（3）可伴有发热、头晕、全身无力等。腹泻严重者导致脱水，甚至休克，一般预后好。

（4）如为肉毒毒素中毒，则病死率较高。

4. 急救方法

（1）催吐：神志清醒者，可用压舌板等刺激咽喉壁以催吐。如食物黏稠，不易吐出，可先饮适量温水，再使其呕吐。如此反复，直至吐出液体变清为止。若出现食物中毒早期症状，呕吐和腹泻不是很频繁者不要擅用止吐药或止泻药。呕吐和腹泻是机体排泄毒物的主要途径。但大量呕吐及腹泻易导致水、电解质平衡紊乱，须引起重视。

（2）应尽早到医院进行治疗，以免耽误病情。

（3）卧床休息，给予流质或半流质饮食，宜清淡。吐、泻严重者先禁食8～12小时，待病情缓解后再吃易消化的食物。一般3～5天内不进油腻食物。

（4）轻度食物中毒不一定都需药物治疗。有发热、急性胃肠炎症状的可酌情口服小檗碱（黄连素），但还是需在医生指导下用药。

（5）发现中毒者出现手足发凉、面色发青、血压下降等症状时，应让其平卧，保暖，及时呼叫120或999，尽快送医院诊治。

5.预防措施

（1）防止食物被细菌污染。

（2）控制进食毒蘑菇、未煮熟的扁豆、发芽土豆、新鲜的黄花菜、河豚鱼、鱼胆及变质的海鲜。

（3）杀灭细菌，充分加热是杀灭食物中细菌的有效方法。

（闫波　姜正伟）

自救互救小百科

1. 使用工业强力胶水的危险，就是两个手指会粘在一起，你会怎么解决？

最好的分开手指的办法就是用含丙酮的洗甲水，倒一点儿在手指上，抖动使洗甲水与胶水相互接触，就可分开。

2. 如果你独自一人时被卡住呼吸道，你该怎么做？

拿把椅子、桌子或者任何可以让你弯腰的硬物，然后向上腹部猛靠上去，这样能使异物出来。这就是被卡住时的正确急救方法，做这个动作时请小心。

3. 如果要更换灯罩里的破灯泡，你该怎么办？

正确的方法就是准备一个土豆，关上电源，把土豆插在碎玻璃上，只需一拧，灯泡就下来了。

4. 如果流鼻血了，你该怎么办？

正确的做法是用指头压住鼻子下方的上嘴唇，压住30秒就应该可以止血。

5. 你肯定不会喜欢手指完全麻木的感觉，你知道如何做才能重获知觉吗？

如果你的手指麻木了，重获知觉的最佳方法是：左右慢慢摇头，以放松神经。

6. 如果你的车引擎过热，你会怎么做？

正确的做法是关掉空调，打开暖气。引擎过热时，千万不要试图拧开散热器孔。

7. 如果你的手指卡在保龄球里，你会怎么做来解脱呢？

正确的做法是用色拉酱，在手指上滴一点儿，摇动手让它滑进去，球就自然掉了。

8. 如何避免遭受雷击？

①尽快躲到室内，关闭门窗并避开有金属管道的地方；要关闭电视机。②特别要小心的是，遇到雷电时，一定不能到高耸的物体（如旗杆、大树、烟囱、电线杆）下站立；不要靠近水面；不要用手机打电话；不要在高楼平台上逗留。

9. 怎样躲避龙卷风的侵袭？

①龙卷风袭来时，应打开门窗，使室内、外的气压得到平衡，以避免风力掀掉屋顶，吹倒墙壁。②尽快躲在地下室或最小的房间内（避开重物），面向墙壁蹲下。③在野外遇到龙卷风，应迅速向龙卷风前进的相反方向或者侧向移动躲避。应寻找低洼地趴下，闭上口、眼，用双手、双臂保护头部，防止被飞来物砸伤。乘坐汽车遇到龙卷风时，应下车躲避。

10. 拥挤时应如何自我保护？

①在拥挤的人流中，不要俯身捡拾东西或提鞋、系鞋带等，防止被挤倒在地面而被踩伤。②不论在任何地方，在突然被大多数人裹挟向一个方向行动时，不要因为任何原因逆向行动，哪怕人流前进方向与你要去的目的地背道而驰，也不要做逆流而动的尝试，以免被众人挤伤。

11. 如何在停电状态下从一座不熟悉的大楼中找到出路？

如果你在电梯间里，不要惊慌，按紧急按钮或打电话寻求帮助，大声喊叫或猛敲门让别人知道你在里面，绝不要从顶上逃脱，待在电梯厢里面更安全。如果电梯下落，抓住扶手，撑住身体，膝盖保持弯曲以减缓冲击力。下坠时跳起是谬论，那不可能救你。如果没有扶手，躺到地上，手臂保护住头。用任何既坚固又薄的东西，比如信用卡、钱币或墨镜来撑开门缝。但记住，最好是等待消防队或救援队的营救。

如果不在电梯间内，拨打119，让专业救援队来实施救援。如果没有电筒，用你的手机背光灯，以触觉和听觉做判断；不要让两只眼都暴露于光源下，这会使夜视能力下降，盖住一只眼，找到物体来帮你在黑暗中导航。移动要缓慢，注意阶梯或者其他潜在危险，对行动路线做标记，以方便你追踪线路。在任何危险情况下，你都得谨慎、聪明，学会利用一切条件。

（王连馥）